황토

THE HEALING POWER OF CLAY
Copyright ⓒ1977 by Michel Abehsera
All rights reserved
Korean Translation Copyright ⓒ2006 by DONGDOWON
Korean edition is published by arrangement with KENSINGTON PUBLISHING CORP.
through Imprima Korea Agency

이 책에 나오는 황토에 관한 모든 사항들은 의사에게 받아야 하는 진찰을 대신할 수 있는 것으로 의도된 것이 아니며, 황토의 치료와 효능들이 모든 개개인을 위한 것이 아닙니다. 따라서 황토의 치료와 효능에 대한 본서의 모든 내용들은 본 출판사(도서출판 동도원)와 아무런 관계가 없음을 알려드립니다.

살아 있는 자연치료제 **황토**

초판 1쇄 인쇄 2007년 6월 20일
초판 1쇄 발행 2007년 7월 10일

지은이 미셀 아베세라 | **옮긴이** 박혜원 | **펴낸이** 백운철 | **펴낸곳** 동도원
편집장 조종순 | **편집** 이병란 | **디자인** 안정미 | **영업 마케팅** 이병우 · 이용호 | **관리** 황현주

등록번호 제21-493호 | **등록일자** 1993년 10월 6일
주소 서울시 서초구 서초3동 1550-6번지 태림빌딩 6층(137-873)
전화 (02)3472-2040 | **팩스** (02)3472-2041 | **이메일** dongdowon@paran.com
ISBN 978-89-8152-098-4(13510)
ⓒ도서출판 동도원 2007, Printed in Korea

• 잘못 만들어진 책은 바꾸어 드립니다.

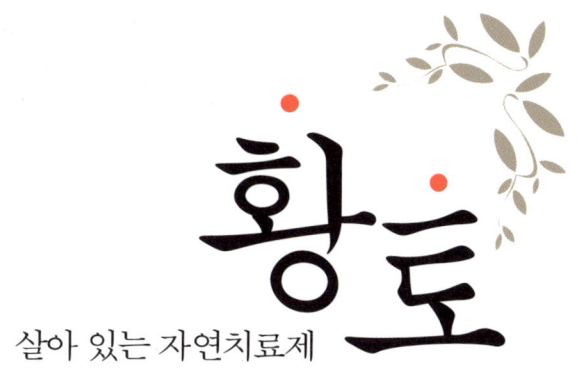

황토

살아 있는 자연치료제

미셸 아베세라 지음 | 박혜원 옮김

동도원

머리말

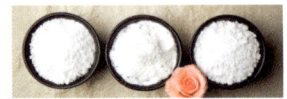

자신도 모르게 어느새 우리는 옛 것을 새것으로 교체하고 있다. '현대적'이라 일컫는 방식 속에는 우리 몸과 조화를 이루지 못하고 건강에도 해로운 화학물질이 가득하다. 이런 가운데 일부 사람들이 직감적으로 이러한 위험성에 대해 자각하고 있지만 여전히 우리는 모험을 감행하고 있다. 효과도 느리고 치료를 받는 환자들에게도 주의와 정보가 요구되는 자연 의학에 비해, 현대 의학은 청결하고 효과가 빠른 것처럼 보인다. 그렇게 시대가 변화하면서 우리는 가장 확실한 치료방법과의 접촉 기회를 상실하였고, 이는 현대 사회가 초래한 불행한 결과이다.

불과 몇 년 전까지만 해도 점토는 치료제로서 널리 알려지지 않았다. 물론 점토를 천연 치료제로 사용해온 사람들은 늘 있어 왔지만 특정 개인이나 지역적 범위를 넘어서 널리 확산되는 일은 없었다.

이 책의 많은 부분은 프랑스 자연요법사인 레이먼드 덱스트레이트의 연구에서 발췌한 자료들이다. 덱스트레이트는 프랑스에서 가장 저명하며 가장 조예 깊은 자연요법사 중 한 명으로, 점토 치료법을

THE POWER OF CLAY

만든 인물이다. 넥스트레이트의 치료법은 간단하게 사용할 수 있는 것들이지만, 그 치료법이 완성되기까지는 방대한 양의 연구와 장기간의 실습이 필요했다. 수백만 권의 책과 함께 이 연구에 헌신해온 30년의 세월이 아마도 그 최고의 증거일 것이다.

이 책에는 나의 개인적 경험뿐 아니라 다른 여러 자료들을 통해 수집한 새로운 정보들도 담겨져 있다. 아마도 이 책의 독자들은 점토를 의학적 재료로 사용하는 문제에 대해 진지하게 생각해보지 않았을 것이다. 점토에 대해 어떤 쪽이든 성급한 판단을 내리기 전에 이 책을 먼저 읽어보기 바란다.

PS. 주의

나는 점토의 이로움을 경험한 많은 사람들 중 한 명에 불과하며, 이러한 사실을 여러 사람에게 알릴 수 있기를 바랄 뿐이다. 나는 의사가 아니며 따라서 어떤 종류의 처방도 내릴 수 없음을 밝히는 바이다.

미셸 아베세라

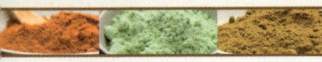

이 책을 읽는 독자에게

이 책은 흙의 한 종류로 부드럽고 건조된 Clay(점토)에 대한 내용이다. 흙은 알갱이의 크기에 따라 자갈(Gravel, 지름 2밀리미터 이상), 모래(Sand, 지름 2~0.01), 점토(Clay, 0.01이하)로 나눈다. 점토의 종류에는 백색 점토, 갈색 점토, 녹색 점토, 장미 점토, 빙하 점토 등이 있다.

- **황토 _ Loess**
  우리나라에서 흔히 알고 있는 점토로 살아 있는 생명체의 약 성분을 가진 무병장수의 흙으로 잘 알려져 있다. 건축재료는 물론 벽돌이나 황토침대, 의약용, 미용·화장품 등으로 사용한다.

- **진토 _ Slime Mud**
  물이 흐르면서 쌓인 규질점토 퇴적물로, 오래된 진토 퇴적물은 연속된 층이 다른 모양을 나타내는 황토를 만든다.

- **백색 점토 _ White Clay**
  텔컴파우더(활석 가루)로 쓰이는 흙으로 미세한 분말가루이다. 냄새를 없애는데 탁월한 효과가 있으며 땀이 많이 나는 손발에 사용하면 좋다.

- **갈색 점토 _ Brown Clay**
  '적점토(Red Clay)', '황토 흙'이라 불리며 가장 자주 사용하는 점토로 갈색 혹은 적색을 띤다.

- **녹색 점토 _ French Green Clay**
  프랑스산 녹색 점토로 음용(마실 때 씀)으로 이용한다. 그 외에도 찜질이나 반죽, 마스크 팩 등으로 애용한다.

- **장미 점토 _ Rose Clay**
  매우 매끄러운 점토로서 거친 피부를 매끄럽게 만드는 데 좋으며, 딥 클렌징 마스크나 팩, 여드름 제거에 사용한다.

- **빙하 점토 _ Glacial Clay**
  만년설이 오랜 기간 동안 천천히 녹으면서 페그마타이트라는 광석을 풍화시켜 미세한 점토가 된 것을 말한다. 입자가 매우 곱고 미네랄이 많이 포함되어 있어 피부에 매우 좋다.

우리나라에서 황토로 흔히 알고 있는 점토에 대한 설명을 하고 있으므로 독자는 황토에 대한 설명과 같은 것으로 읽어 주길 바란다.

편집부

CONTENTS

머리말 • 4

CHAPTER 1 경이로운 점토의 세계

CHAPTER 2 점토가 지닌 놀라운 힘
역사 속에 담겨진 '점토의 효능' • 21
독소를 빨아들이는 점토의 강력한 파워 • 27
맑은 날 모래 찜질을 하면 효과가 만점 • 33
신비롭고 재미있는 흙 이야기 • 38

CHAPTER 3 점토와 관련한 다양한 미용 제품들
:: 얼굴이 깨끗해져요 _ 딥 클렌징 마스크 • 47
:: 머리에 윤기가 흘러요 _ 샴푸 • 48
:: 점토로 이를 닦아보세요 _ 치약 • 49
:: 뛰어난 세정력 놀라워요 _ 비누 • 49
:: 점토도 골라 쓸 수 있다 • 51
:: 점토 목욕을 즐겨보세요 • 52
:: 아기에게 점토 파우더를 발라주세요 • 53

CHAPTER 4 치료제로서 점토를 잘 사용하는 법
내 몸에 맞는 적합한 점토 고르기 • 55

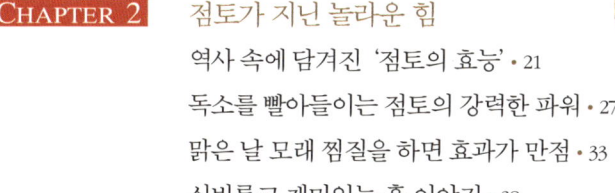
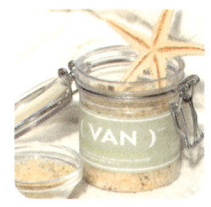

:: 점토는 이렇게 보관하세요 • 56

:: 주의! 점토를 사용할 때 꼭 기억해두세요 • 58

점토는 어떻게 사용하는 것이 좋을까? • 60

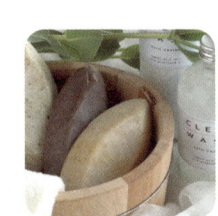

:: 내복용 • 60

:: 복용량 • 61

:: 외용용 • 66

효과적인 점토 치료를 위한 체크 포인트 • 68

:: 점토는 용도에 따라 온도 조절이 가능하다 • 68

:: 점토를 가열할 때는 이렇게 • 70

:: 점토로 붕대를 만들어봅시다 • 72

:: 점토 찜질, 제대로 알고 해야 효과도 배가 된다 • 73

:: 얼마나 오랫동안 얼마나 자주 • 77

:: 점토가 역반응을 불러올 수도 있다? • 80

:: 사용한 점토는 과감히 버려라 • 84

CHAPTER 5   질병에 따른 점토의 치료

점토의 치료와 질병 • 87

농양과 종기 • 88 / 여드름 • 91 / 알레르기 • 91 / 알칼리 혈증 • 92

빈혈 • 93 / 관절염 • 94 / 잇몸 관절염 • 95 / 멍과 좌상, 타박상 • 96

화상 • 97 / 귀 감염 • 98 / 습진 • 99 / 자궁 섬유종 • 102 / 평발 • 104

골절 • 105 / 두통 • 106 / 출혈 • 107 / 탈장 • 108 / 요통 • 109

CONTENTS

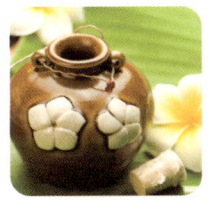

임파관염 • 110 / 이하선염 • 110 / 생리 통증 • 111 / 건선 • 112
대상포진 • 112 / 척추 질환 • 114 / 염좌 • 116 / 정맥류 • 116
부상과 절상 • 119

점토 치료의 사례들 • 121

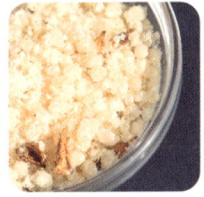

위궤양 • 121 / 심한 여드름 • 122
디스크 헤르니아(추간판 탈출) • 123 / 복부 이중 탈장 • 123
귀 감염 • 124 / 눈 부상 • 124 / 위 수술 후의 위궤양 • 125
정맥류성 궤양 • 125 / 척추탈골 • 126 / 둔부 류머티즘 • 126
백내장 • 127 / 모반 • 127 / 편도염 • 128 / 쇄골탈골 • 128
아메바성 이질 • 129 / 단핵증(단핵세포증가증) • 129 / 섬유종 • 130
화상 • 130 / 다리 부상 • 130 / 유방암 • 131 / 귀암 • 132 / 절상 • 133
손가락 분쇄골절 • 133 / 잘린 손가락 • 134

임신 및 수술과 점토 • 135

:: 임신 • 135
:: 수술 후 합병증 • 136

CHAPTER 6 점토의 또 다른 용도

동물도 아프면 점토를 이용한다 • 139
점토는 자연에서 얻을 수 있는 천연 비료 • 141
점토는 훌륭한 자연친화 산업 역군 • 142

CHAPTER 1

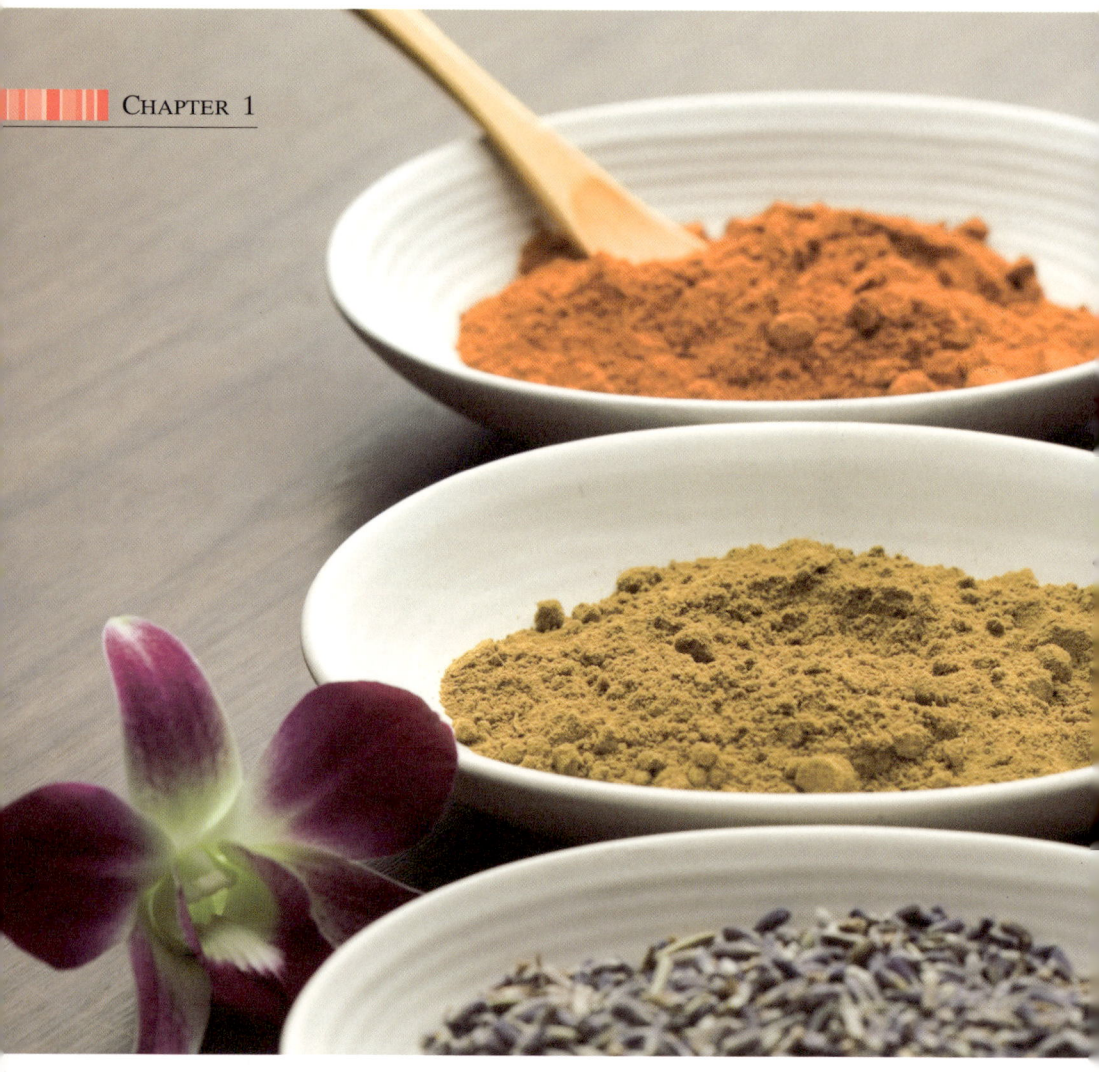

1. 경이로운 점토의 세계

채식주의자가 점토 치료법을 통해 최고의 효과를 얻을 수 있는 이유는 점토나 과일, 채소가 신체기관, 특히 혈액을 청소하고 정화하는 기능을 수행하기 때문이다.

점토의 효능을 체험하기 위해 반드시 채식주의자가 되어야 할 필요는 없다. 점토 치료법을 시도해본다면 누구나 그 효과는 경험할 수 있다. 그러나 점토 치료법은 음식물의 섭취와 연계시킬 때만이 그 효과를 지속할 수 있다.

채식주의자가 점토 치료법을 통해 최고의 효과를 얻을 수 있는 이유는 점토나 과일, 채소가 신체기관, 특히 혈액을 청소하고 정화하는 기능을 수행하기 때문이다. 전분이나 흰 빵, 고기와 치즈, 케이크나 기름진 음식을 너무 많이 섭취하면 점토의 효능이 저하된다. 대부분의 질병은 신체기관의 영양 결핍에서 시작된다. 잘못된 식습관의 결과로 혈액이 너무 걸쭉해지거나 노폐물들로 가득 차게 되면 신체 기능의 유기적인 작동이 불가능해진다.

건강하고 균형 잡힌 식이요법의 목적은 혈류를 원활히 하여 혈액순환이 잘 이루어지도록 하는 것이다. 혈액순환만 잘되어도 대부분

CHAPTER 1

의 질병은 어떤 부위를 통해서든 인체에 쉽게 침투하지 못한다. 채식주의자들은 이러한 점을 매우 잘 알고 있는 사람들이다. 그들이 식생활에서 염두에 두는 문제도 바로 이러한 부분이다.

엄격한 채식주의만큼 제한된 식사를 하지는 않더라도 식이요법을 병행하면 혈액순환이 매우 원활해진다. 이따금 무리하게 시도하는 사람도 있지만, 채소든 곡류이든 자신에게 가장 알맞은 음식을 보다 현명하게 섭취하는 것이 가장 좋다. 그러나 체내기관의 청소와 정화에만 너무 몰두하지 말고 다른 치료법을 병행하는 것도 좋다. 한 가지에만 너무 몰두하면 행동 범위를 제한하게 되므로 좋은 태도라 할 수 없다. 또한 이 세상의 다른 많은 경이로움을 놓칠 수도 있다. 그렇다고 너무 집착하면 안 된다는 것을 구실 삼아 정화 기능이 있는 음식물 섭취의 필요성을 간과해서도 안 된다. 어느 한쪽으로 치우치는

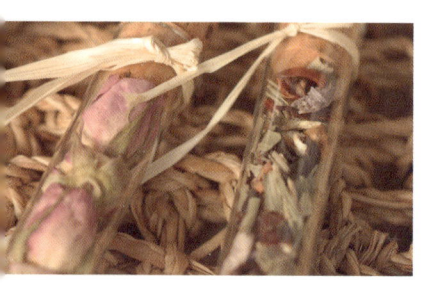

극단적인 태도는 금물이다. "육식을 푸짐하게 즐기지 못할 바에는 차라리 병을 얻겠다.", "내 식단에 오른 것 외에는 어떤 음식도 믿을 수 없다."고 아집을 키우는 것은 옳지 못하다.

황금률의 법칙은 개념이나 지각 상의 타협이 아닌, 진정한 균형상태에 도달하는 것이다. 균형이란 두뇌의 결정이라기보다는 시간과 함께 습득되는 건강한 마음의 틀에 가깝다. 균형상태를 만드는 데에는 여러 가지 요소가 있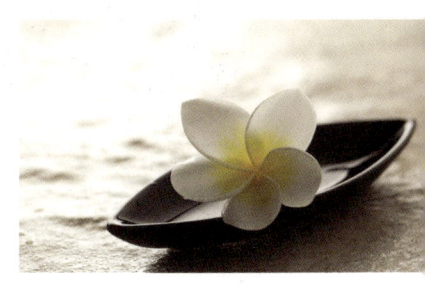
다. 그중 가장 중요한 요소는 인생의 목표를 충분히 자각하는 것이다. 사회적으로나 정신적으로 활동적이며 타인을 돕는 사람은 자신을 둘러싼 일들에 민감한 반응을 보이지 않는다. 다른 사람을 돌보는 사람은 그 자신의 문제에 대해 잊게 된다. 이것이 곧 보다 고차원적 형태의 건강함이다.

엄격하고 규칙적인 식이요법은 가장 가능성이 높은 치료방법이다. 우리는 이 문제를 철학적으로 외면하거나 관대하게 다룰 생각은 없다. 아마도 이 책을 읽으면서 여러분들은 식습관에 대해 보다 많은 신경(장기간 곡류나 채소, 과일 등을 먹어야 한다)을 써야 하고 주의를 기울여야 한다는 압박감에 사로잡힐지도 모른다. 그러나 누구에게나 출발 지점은 있는 법이다.

CHAPTER 2

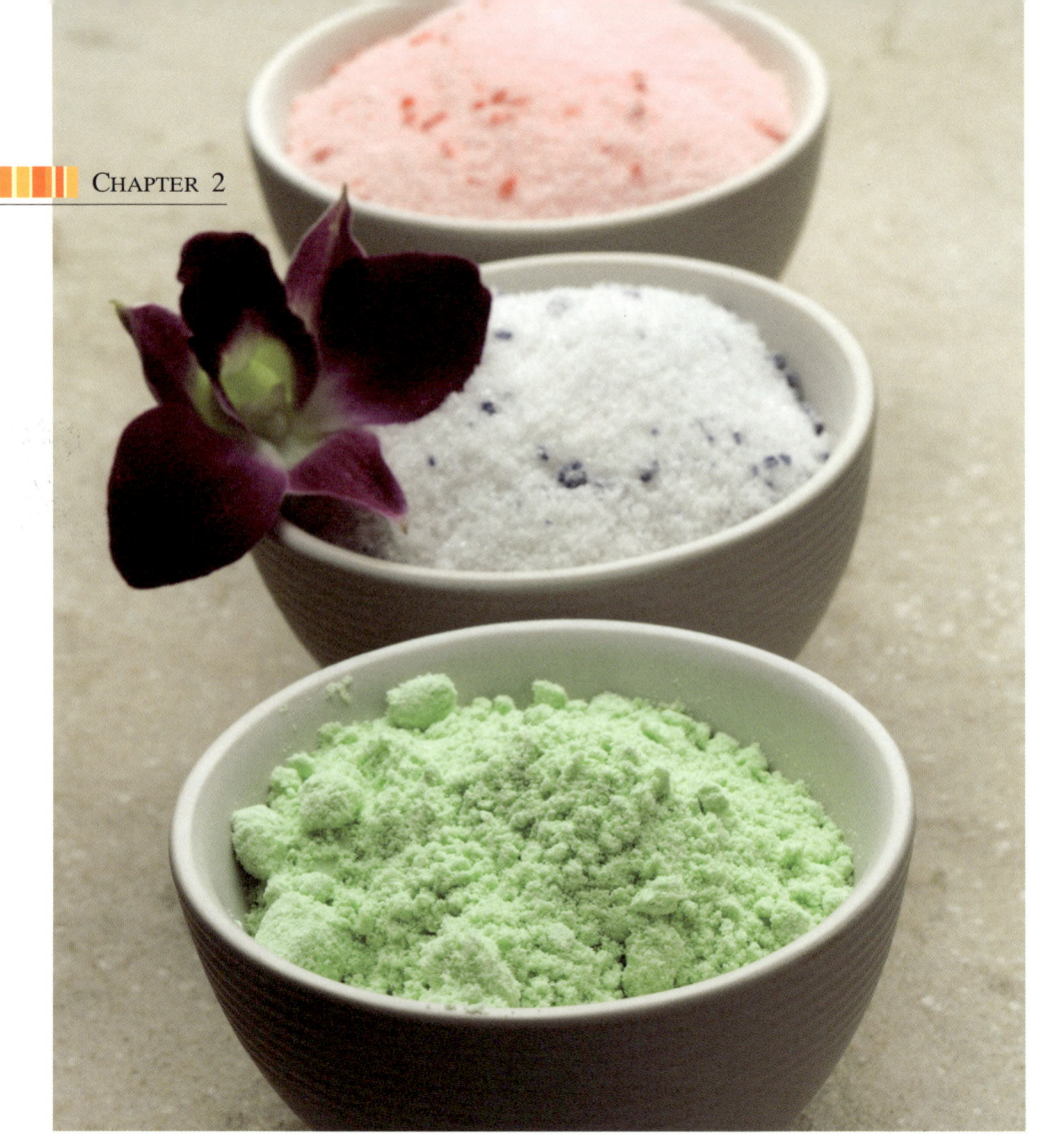

2. 점토가 지닌 놀라운 힘

점토는 단순히 그 성분만을 놓고 생각할 수 있는 것 이상으로 훨씬 역동적인 존재로서, 그 자체가 약품이라기보다는 일종의 촉매제이며 생명의 발현과 유지를 돕는 살아있는 매개체이다.

수천 년간 점토를 이용해 왔지만 점토의 효능이 어디에서 비롯된 것인지 아무도 확실히 밝히지 못했다. 자연요법 치료사들은 단순히 점토를 치료에 이용할 뿐 깊이 있는 탐구는 하지 않는다. 그들은 점토를 사용하여 치료에 좋은 결과를 얻는 것만으로도 너무나 행복하다. 때문에 단시간 내에는 치유가 불가능하다 생각했던 질병들이 점토 치료를 통해 효과를 거둘 때마다 이들은 놀라움을 금치 못한다. 점토의 효능을 경험해본 사람들은 점토가 지닌 힘에 놀라면서도 이를 과학적으로 설명하지 못한다. 이런 점토의 비밀을 풀기 위해 몇몇 과학자들이 연구한 결과, 점토 속에는 수많은 무기질, 즉 이산화규소와 알루미늄, 마그네슘, 티타늄, 철, 칼슘, 나트륨, 칼륨, 그리고 망간 등이 존재한다는 사실을 밝혀냈다. 점토의 이런 무기질 성분은 몇몇 치료 효과를 설명할 수 있다. 그러나 점토가 왜 서로 정반대

Chapter 2

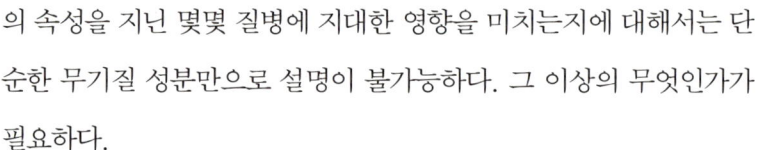

의 속성을 지닌 몇몇 질병에 지대한 영향을 미치는지에 대해서는 단순한 무기질 성분만으로 설명이 불가능하다. 그 이상의 무엇인가가 필요하다.

많은 가설들이 주창되어 왔고 그중 다수가 점토의 기적에 어느 정도 합리적인 설명을 부연해주었다. 그러나 여전히 치유력의 실질적인 요소를 설명하는 데에는 부족함이 있다.

프랑스에서 점토 치료법을 대중화시킨 레이먼드 덱스트레이트는 다음과 같이 말한다.

"점토의 특성 중 하나는 물리적, 화학적 우세함에 있다. 열역학적 관점에서 우리는 점토 자체가 단독으로 현상을 만들어내는 에너지원은 아님을 인정해야 한다. 점토는 단순히 그 성분만을 놓고 생각할 수 있는 것 이상으로 훨씬 역동적인 존재로서 효과를 지닌다. 점토는 그 자체가 약품이라기보다는 일종의 촉매제이다. 이런 일이 가능한 이유는 점토가 살아있기 때문이다."

생물학적 변환 분야에서 세계적으로 유명한 프랑스 과학자 루이 케르브랑은 점토 속에 사는 새우에 대해 다음과 같이 적고 있다.

"점토 속에 사는 생물체들은 외부에서 유기적으로 먹이를 공급받지 않는 상태로 살아간다고 오랜 기간 알려져 왔다. 이 사실은 연구자들의 흥미를 자극했다. 동굴 토양 속에 사는 약 1센티미터 크기의 작은 생물인 니파르구스 새우의 사례에 주목해보자. 만약 새우에게 고기와 같은 유기물질을 준다면 새우는 무기력해지고 곧 죽을 것이다. 또한 점토가 습한 상태로 유지되지 않아도 살지 못할 것이다. 이러한 여러 실험들은 이 새우가 아무것도 첨가되지 않은 순수한 점토 속에서만 정상적으로 성장한다는 사실을 보여준다.

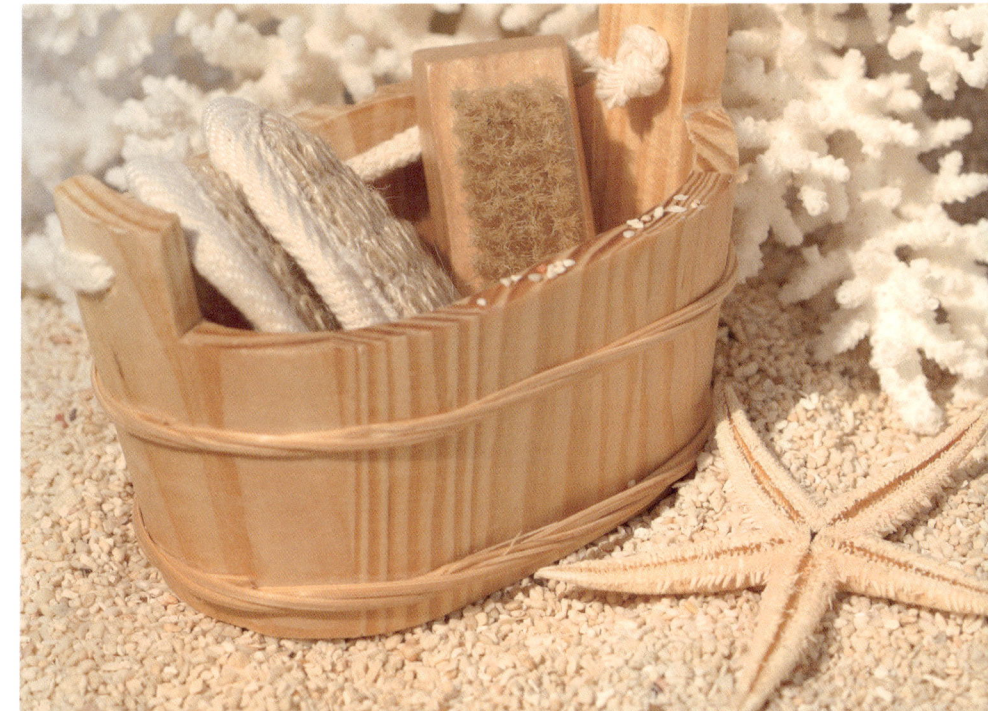

CHAPTER 2

 따라서 연구자들은 이 새우가 점토 속에서 살아가며 점토 속에서만 생존할 수 있다고 생각했다. 이는 생화학의 법칙에 의하면 불가능한 일이다. 사실상 그렇게 점토만으로 생명을 유지한다는 것은 불가능하다. 그러나 점토에는 미생물이 포함되어 있어서 비타민과 질소, 인, 그리고 칼륨 등 다양한 무기물질들을 만들어 새우가 살아갈 수 있는 환경을 조성한다."

 점토는 생명의 발현과 유지를 돕는 살아있는 매개체이다. 이에 대해 덱스트레이트는 이렇게 말했다.

 "점토의 효과라고 말할 수 있는 고유 성질 중 한 가지는 방사능이다. 점토는 어느 정도의 방사능을 지니고 있지만 대개는 실험실에서 사용하는 실험 기구들로 검출되지 않는 정도의 양이다. 방사능 감지를 연구하는 학자들은 이 사실을 광범위하게 토론해왔다. 점토가 지닌 방사능의 중요성에 대해 과학자들은 서로 다른 의견을 갖고 있다."

 점토는 인체가 지닌 방사능에 대해 부족분을 자극하고 초과분을 흡수하는 것으로 보인다. 라듐이나 다른 강력한 방사성물질에 노출되어 체내에 방사능이 잔존해 있을 경우, 처음에는 방사능이 강화되다가 나중에는 흡수된다. 이런 방식으로 점토는 원자력 방사선에 과다노출된 유기체를 보호할 수 있다. 또한 가이거 계수관(방사능 측정기)을 이용해 실험한 결과, 건조한 점토가 주변의 방사능 중 매우 상당한 양을 흡수한다는 사실이 증명되었다.

확실히 방사능은 점토가 지닌 치료의 힘을 증대시킨다. 그러나 방사능 역시 점토의 놀라운 치유력을 모두 설명해주지는 못한다.

점토 입자는 직사각형 모양으로 되어 있어 효능을 최대한 유지할 수 있다. 예컨대 입자가 동그랗다면 많은 에너지가 존재하거나 전달될 수 없었을 것이다. 에너지를 전달받거나 전달할 수 있는 모서리가 존재하지 않는 다른 동그란 물체들처럼 말이다. 입자의 각진 모양 덕분에 점토는 에너지 교환과정에서 끊임없이 상호 작용할 수 있다. 방사능의 존재는 음극과 양극 사이에 매우 강력한 상호 작용을 만든다. 아마도 음전하에서 양전하로의 지속적인 교류 때문에 점토가 그토록 많은 질병들의 치료제로 사용될 수 있는지 모른다. 덱스트레이트가 기술하였듯 "한 티스푼 분량의 점토는 난치성 등창과 고질적인 빈혈에 좋은 효과를 낼 수 있다. 등창의 치료는 점토의 흡수력으로 설명되지만… 빈혈을 치료하는 힘은 무엇일까?"

CHAPTER 2

점토의 효능은 놀랍다. 만병통치약이라고 강력히 주장할 수는 없지만 다소 무기력해 보이는 이 물질이 상당한 효과를 발휘한다는 사실은 틀림없다.

역사 속에 담겨진 '점토의 효능'

점토의 효능이 왜 그토록 오랫동안 외면 받아 왔을까? 역사를 거슬러 올라가 보면 수천 년간 많은 사람들이 점토의 효능에 확신을 가지고 이용해 왔음을 알 수 있다. 이집트인들은 사체로 미라를 만드는 데 점토를 이용했다. 그들은 이미 점토의 정화능력에 대해 알고 있었다. 그러므로 그들은 단순히 미라를 만드는 데에만 점토를 이용하지는 않았을 것이다.

고대 학자들 또한 주저 없이 점토를 이용했으며 디오스코리데스와 같은 그리스 학자는 점토의 중요한 특성을 '비범한 힘'이라고 생각했다. 그 훨씬 이전에는 '의사의 왕자'로 불리는 아랍의 아비세나와 그리스의 갈레노스가 점토를 널리 이용하면서 그 효능을 높이 평가했다.

CHAPTER 2

아마도 많은 이들이 고대에는 특별히 사용할 만한 다른 약품들이 부족했기 때문에 점토를 사용했을 것이라 생각할지 모른다. 그러면서 오늘날에는 그보다 효과가 좋은 많은 약들이 주변에 산재해 있다고 말할 것이다. 그러나 환자들에게 사용되는 약물과 화학요법에 대한 부정적인 결합들이 속속들이 드러나면서 점토에 대한 평가도 다시금 높아지고 있다. 이렇게 점토가 다시 이용되기까지는 지난 세기 동안 독일의 자연요법사인 크나이프와 쿤, 유스트, 펠케 등 많은 학

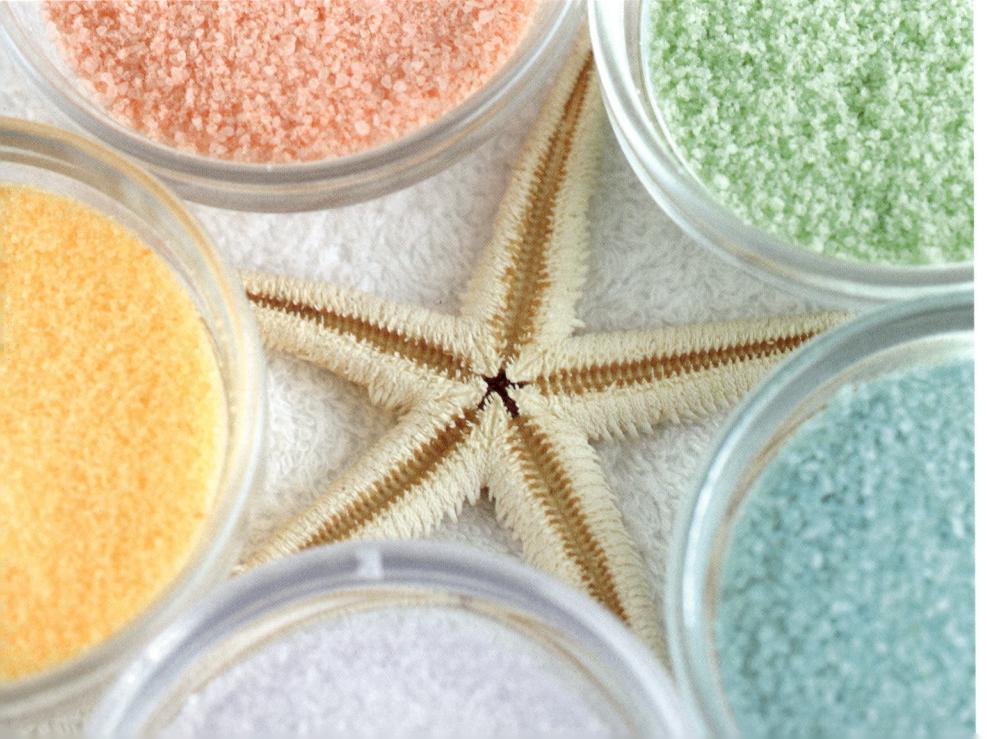

자들의 공이 컸다.

크나이프 신부는 점토와 천연식초를 혼합하여 팩과 습포제로 사용할 것을 적극 권장했다. 이 방법은 아직까지도 몇몇 서구 국가들에서 이용하고 있으며, 대개 동물들에게 사용된다. 심각한 질병에 걸린 동물들에게 진흙과 식초를 섞은 반죽을 발라준다. 크나이프는 죽기 전에 아돌프 유스트에게 점토에 대한 매우 가치 있는 관찰 결과를 전해 주었다. 그 후 점토 치료법은 유스트의 지도 아래 널리 퍼졌고 '로부스'라는 유스트의 흙이 알려지면서 곧 그 진가를 인정받았다.

20세기 초반에는 베를린의 의사였던 율리우스 슈툼프 교수가 점토를 이용하여 진성 콜레라를 성공적으로 치료했다. 제1차 세계대전 기간 중 러시아 병사들은 점토 200그램을 배급품으로 받았고, 몇몇 프랑스 연대에서는 머스터드에 점토를 첨가하여 먹기도 했다. 이 덕분에 인근 연대를 휩쓸었던 이질을 피해갈 수 있었다.

우리가 흔히 '원시적'이라고 지칭하는, 자연과 밀접하게 살아가는 마을들에서는 공통적으로 점토를 사용한다. 흙을 먹는 사람들이나 부족들은 멕시코와 인도(마하트마 간디는 점토의 이용을 권장했다), 수단, 남아메리카 등 세계 각지에서 찾아볼 수 있다. 또한 캐시퀘어의 오리

CHAPTER 2

  노코 강 상류나 메타강, 네그로강 유역의 마을 등에서는 흙을 덩어리로 만들어 건조시킨 후 구워서 먹기도 한다.
  스위스와 독일에서도 의사들이 점토를 활용하며, 결핵 치료의 중심지라 할 수 있는 다보스 요양소에서도 점토를 이용하여 환자들을 치료한다. 프랑스의 몇몇 지역에서는 '커틀러의 흙'이라는 이름을 붙여 화상 치료에 점토를 사용했는데 1도 화상부터 3도 화상까지 모두 치료가 가능하다. 이 흙은 로부스 혹은 규산알루미늄, 아교질 백토, 발루스 등의 이름으로도 알려져 있다.
  몇몇 실험에서는 상처와 궤양을 치료하는 데 알루미늄이 사용되기도 했다. 알루미늄은 점토에서 많은 성분을 차지하고 있을 뿐 아니라 그 성분이 천연상태일 때 치료 효과가 증가한다.
  늪지의 진흙과 같이 이전에는 별관심도 받지 못했던 물질들도 과학적 경험을 통해 그 효용이 받아들여지고 있다. 피부나 눈의 각막에까지 사용되는 '유기물 자극제'는 진흙에서 추출한 생성물이 많다. 이러한 진흙의 구성요소들은 매우 활동적이어서 세포 재생과 유기체의 생장과정을 촉진한다. 생물체가 다시 에너지를 얻을 수 있는 근원은 인조약품에 있는 것이 아니라 생명의 원천, 즉 자연과 그 자연을 이루고 있는 것들에 있다.

　점토와 화학약품 간에 어떠한 유사성이 있다 해도 그것은 단지 겉보기일 뿐이다. 점토와 화학약품의 살균 작용에는 근본적인 차이가 있다. 화학약품은 어떤 종류이든 생명이 없는 물질이며, 대상을 가리지 않고 작용하여 모든 박테리아를 무차별적으로 파괴한다. 좋은 박테리아든 나쁜 박테리아든, 건강하든 병들었든, 유용하든 해롭든 가리지 않는다. 위험한 병원균을 잡을 수는 있겠지만 재생에 필요한 요소들을 고려하지 않고 파괴하기 때문에 화학 치료를 받은 상처와 궤양의 조직은 천연요법 치료를 받은 조직보다 회복하는 데 훨씬 더 많은 시간이 걸린다.

　자연을 관찰하면 화학적, 물리적 방법으로 그 속성을 복제하는 것이 불가능하다는 것을 알 수 있다. 화학과 물리학은 생명을 재생시킬 수 없다. 현대 과학의 많은 방법론들이 무시하고 있는 사실이 바로 이것이다. 인간이 풀 수 없는 많은 문제들이 존재한다는 점을 겸손하게 인정해야 한다. 우리는 관찰하고 확인하고, 주의를 기울이며 수용해야 한다. 기원을 모르는 현상이라도 사실로 받아들여야 한다.

　점토 작용의 특징은 분별력에 있다. 점토는 건강하지 못한 곳을

CHAPTER 2

향해 간다. 입을 통해서 혹은 항문이나 질을 통해서, 어디를 통해 들어왔던지 체내로 들어간 점토는 유해물질이 있는 장소를 찾아가, 며칠이고 그곳에 머무르며 결국 고름이나 검은 피를 뽑아내 완전히 제거한다. 병원균과 기생충의 확산을 방지하는 작용부터 건강한 조직과 세포의 재생을 돕는 작용에 이르기까지 점토는 '살아있는' 치료제이다.

독소를 빨아들이는 점토의 강력한 파워

점토의 흡수력은 매우 뛰어나다. 덱스트레이트가 말한 바에 따르면, 점토로 덮어둔 날달걀은 껍질이 온전한 상태에서도 무게가 줄어든다. 이때 가벼워지는 정도는 대기 중에 있는 달걀보다 세 배 더 높다고 한다.

점토를 탈취제로 사용하거나 악취 나는 물체와 혼합하면 냄새는 점토에 흡수되어 사라진다. 환자들이 사용하는 변기 바닥에 점토를 깔아놓으면 배설물 냄새를 완벽하게 탈취시킬 수 있다. 점토는

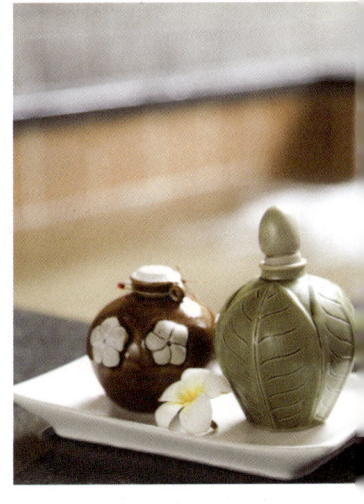

배설물의 독소와 쓸모없는 성분들을 끌어들이고 흡수할 뿐만 아니라 자극하기도 한다. 일반적으로 점토는 화학약품에 대한 저항력이 상당히 강해서 매우 강력한 종류의 약품이 아니면 점토의 작용을 공

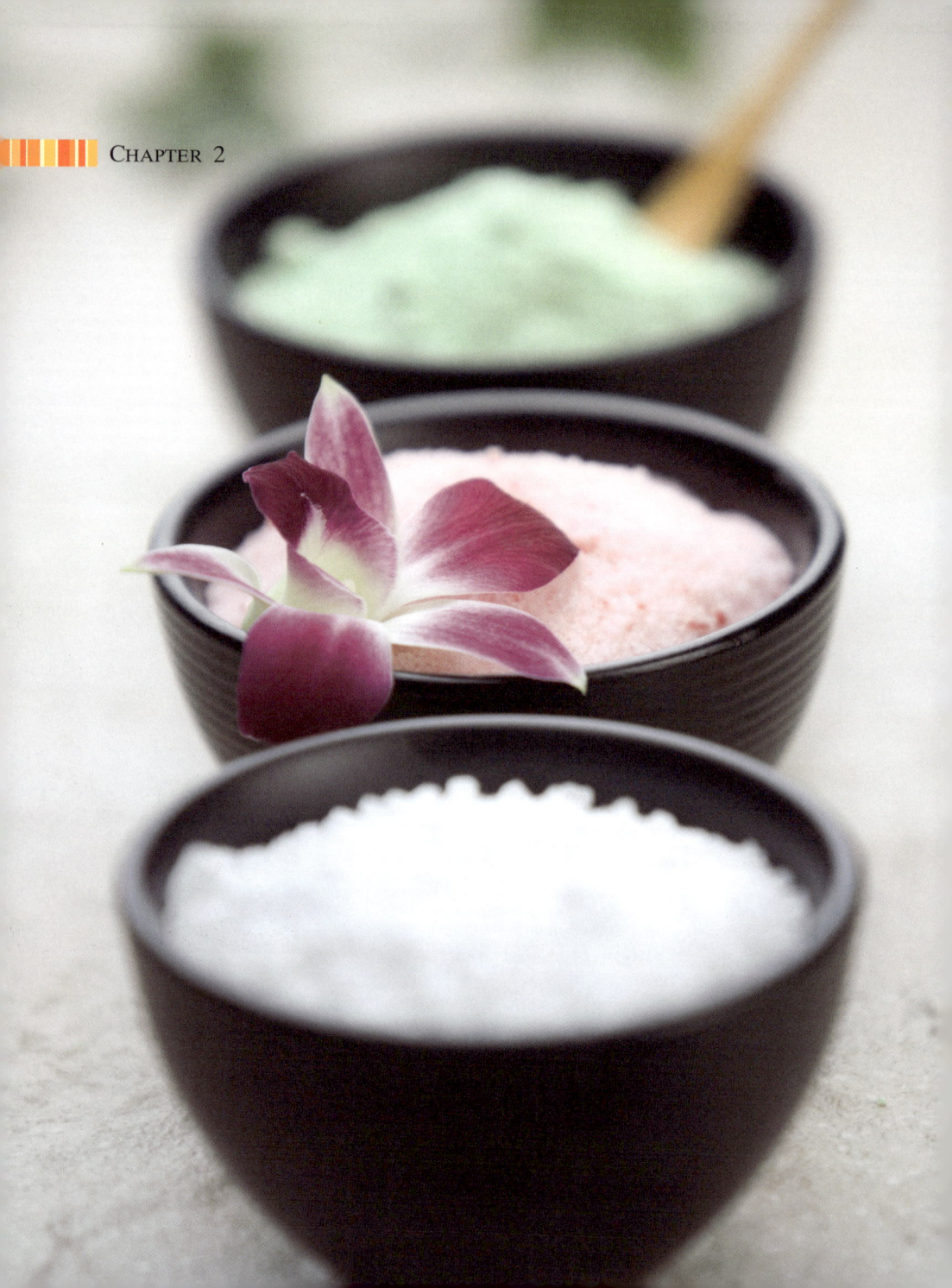

CHAPTER 2

격할 수 없다. 점토에는 세균박멸의 기능이 있어 오염된 물을 해독하기도 한다. 파리에서는 점토를 이용해 하수의 염화 화학약품의 냄새를 제거하기도 했다. 점토의 작용은 탈취에 국한되는 것이 아니다. 점토를 섭취할 경우 소화 경로를 따라 내려가면서 가스를 포함해 인체에 침입한 유해한 물질들을 완전히 제거한다.

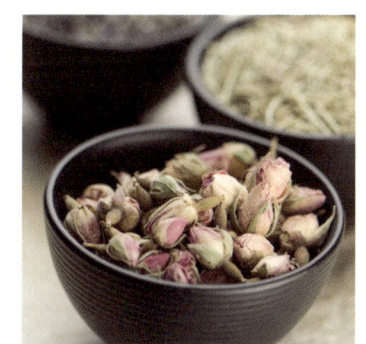

점토에는 특히 디아스타아제(녹말 소화 효소)와 활성기에는 죽어서 없어지지 않는 효소들이 풍부하게 들어있다. 옥시다아제(산화 효소)와 같은 일부 효소는 유리산소(화합물에서 떨어져 나온 발생기의 산소)와 결합하는데, 이는 혈액 내에서 점토의 정화 작용과 양질화 작용이 일어나는 배경을 설명해준다.

에너지를 자극하고 변환하며 전달하는 강력한 점토의 힘을 이미 알고 있는 이들에게는 점토의 활동력을 해명하기에 이 정도의 정보로는 충분치 않을 것이다. 자성을 통해 축적된 모든 것들이 그 성질을 유지하기 때문에, 지구 자기장을 통해 대량의 에너지를 얻은 점토

CHAPTER 2

는 그 에너지를 고스란히 보유한다. 이런 방사능 작용으로 인해 유기체는 커다란 힘을 전달받고, 잠재된 에너지를 방출하며, 생명을 유지할 수 있다. 유기체에는 대개 엄청난 에너지 자원이 잠복해 있다. 이 자원을 깨우는 것이 바로 점토이다.

레이먼드 덱스트레이트는 점토의 흡수력과 흡착력을 격찬했다. 흡수력은 조직의 불순물을 중화하고 배출하는 작용이다. 흡착력은 체액(혈액, 임파액, 담즙) 내의 불순물을 분리하여 배출하고 제거하는 기능을 말한다. 점토의 바로 이 특성 때문에, 수십만 톤의 석유 사업이나 휘발유 정제과정, 특히 인조버터 공정과 같은 다른 산업에서 가공하지 않은 원료를 탈취하는 데 점토를 이용한다. 점토는 유해물질의 독성을 현저히 감소시킨다. 점토는 약용 오일 공정에도 사용되고 있다.

영양학자인 린다 클라크는 자신의 책 《린다 클라크의 최고의 건강법》에서 해독제로 점토를 권장하는 마이어 캠버그의 말을 인용했다. 마이어 캠버그 박사의 말에 의하면 점토는 비소와 같은 유해 독소도 제거할 수 있으며, 물 한 컵에 점토 한 티스푼을 섞어 한 시간에 한 잔씩 6시간 동안 마시기만 해도 독을 씻어낼 수 있다고 말했다.

다른 모든 자연요법들과 마찬가지로 점토도 대상이 되는 박테리아에 직접 작용하기보다 유기체의 방어력을 강화시켜 세균의 증식을 예방한다. 좋은 흙은 신체에 다방면으로 기능하기 때문에 때때로 장운동을 둔화하고 변비를 유발하기도 한다. 이 경우 갈매나무나 센나, 대황 등과 같이 배변을 촉진하는 약초를 탕약으로 만들어 점토의 활동을 보완해주는 것이 좋다.

점토의 어떤 특성들은 겉으로 드러나는 데 다소 시간이 걸린다. 그러나 조직을 재생하는 효과는 종종 놀라울 따름이다. 생명력 넘치고 정력적인 특성 덕분에 유기체의 방어력은 최상의 상태로 유지된다. 다른 측면에서는 이따금 이 활성화 기능이 너무 왕성해서 신경자극 상태를 수반할 수도 있고, 잠복해 있던 것들을 겉으로 드러나게 만들기도 한다. 천연요법은 언제나 증상이 구체적으로 드러나게 만든다. 이는 병을 판별하는 데 가장 확실한 방법이다.

점토는 질소화합 노폐물과 산을 중화하면서 약알칼리성을 띤 혈액 페하지수(Ph)를 적정수준으로 유지한다. 채식주의자들이 질병에 시달리지 않는 이유는 주로 알칼리성 식품으로 구성된 식이요법을 하면서 근육운동에서 발생하는 산과 질소 노폐물의 산화로 인해 끊임없이 변동하는 체내상태의 미세한 평형관계를 유지하기 때문이다.

Chapter 2

　점토는 변환과 합성 작용의 촉매로 기능하여 흡수된 양분들을 보다 잘 활용할 수 있게 해준다.

　이미 이야기했듯이 점토는 만병통치약이 아니다. 이러한 특성들이 점토에 존재한다고 알려져 있지만, 이것이 곧 언제 어디서나 또 누구에게나 회복력을 가져다준다는 의미는 아니다. 점토는 단지 하나의 치료제일 뿐이다. 치료방법에는 여러 가지가 있다. 점토만을 전적으로 신뢰하기보다는 여러 가지 다양한 방법들을 찾는 데도 노력을 해야 한다.

맑은 날 모래 찜질을 하면 효과가 만점

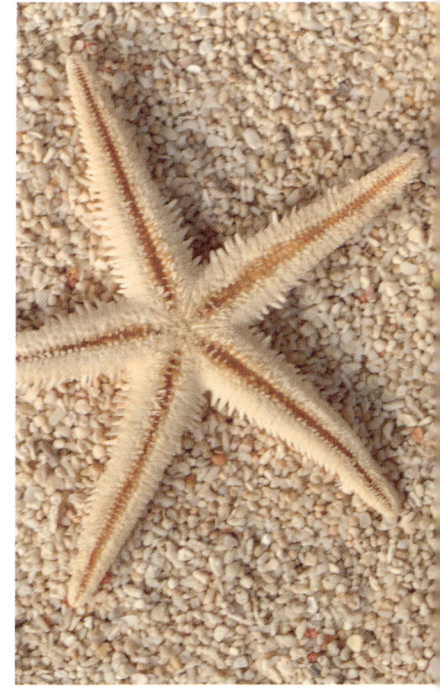

태양 아래 몸을 드러내고 모래사장에 누워본 적이 있는 사람들 중에 그 모래가 태양이나 바다만큼 유익하다는 사실을 알고 있는 사람이 과연 몇이나 될까?

모래, 특히 바다모래는 특정한 방사성물질, 그중에서도 우라늄을 함유하고 있을 가능성이 높다. 이는 뼈의 통증과 관련하여 모래의 놀라운 기능을 설명해준다. 구루병이나 쇠약증, 탈석회, 그리고 관절염이나 류머티즘, 요통, 신장염 혹은 좌골신경통과 같은 모든 골격계 질환이나 다른 많은 질병들도 모래 치료를 통해 효과를 볼 수 있다.

CHAPTER 2

　　모래욕은 맑은 날 마른 모래로 한다. 몸이 잘 묻히도록 모래를 약간 파내고 그 안에 들어가 머리만 남기고 모래로 두텁게 덮는다. 머리는 나뭇잎이나 파라솔, 옷가지 등으로 가리되 얼굴에서 최소한 몇 미터 떨어진 곳에 두어 공기를 순환시키고 열기의 집중을 막는다. 모래욕을 하면 이따금 발한 작용(체온이 높아졌을 때 일어나는 체온조절 현상으로 피부의 땀샘에서 땀을 분비하여 체온을 조절하는 작용.)이 왕성하게 일어나기도 한다. 이런 경우 즉시 찜질을 멈추고 다시 마른 모래를 덮는 것이 좋다. 필요하다면 땀이 멈출 때까지 두세 번 반복한다. 피로나 냉기가 느껴지면 건강에 좋지 않으므로 찜질은 항상 그 전에 끝내야 한다. 얼마 동안 찜질을 했는지 잘 기억해두었다가 다음에 찜질을 할 때는 조금씩 점차적으로 시간을 늘리는 것이 좋다. 처음에는 10분에서 15분 정도로 시작하다가 점차 1시간이나 2시간씩으로 늘려 하루에 2~3회 반복한다. 소화 중에는 에너지 반응이 일어나기 때문에 음식물을 섭취한 직후는 피하는 것이 좋다. 일단 모래에서 나오면 물속에 완전히 들어갔다가 햇볕을 쬐거나 찜질을 다시 시작하기 전에 천으로 몸을 덮고 휴식을 취한다.

　　모래욕과는 별도로, 모래는 국부용(이 경우는 치료기간이 보다 길어짐)

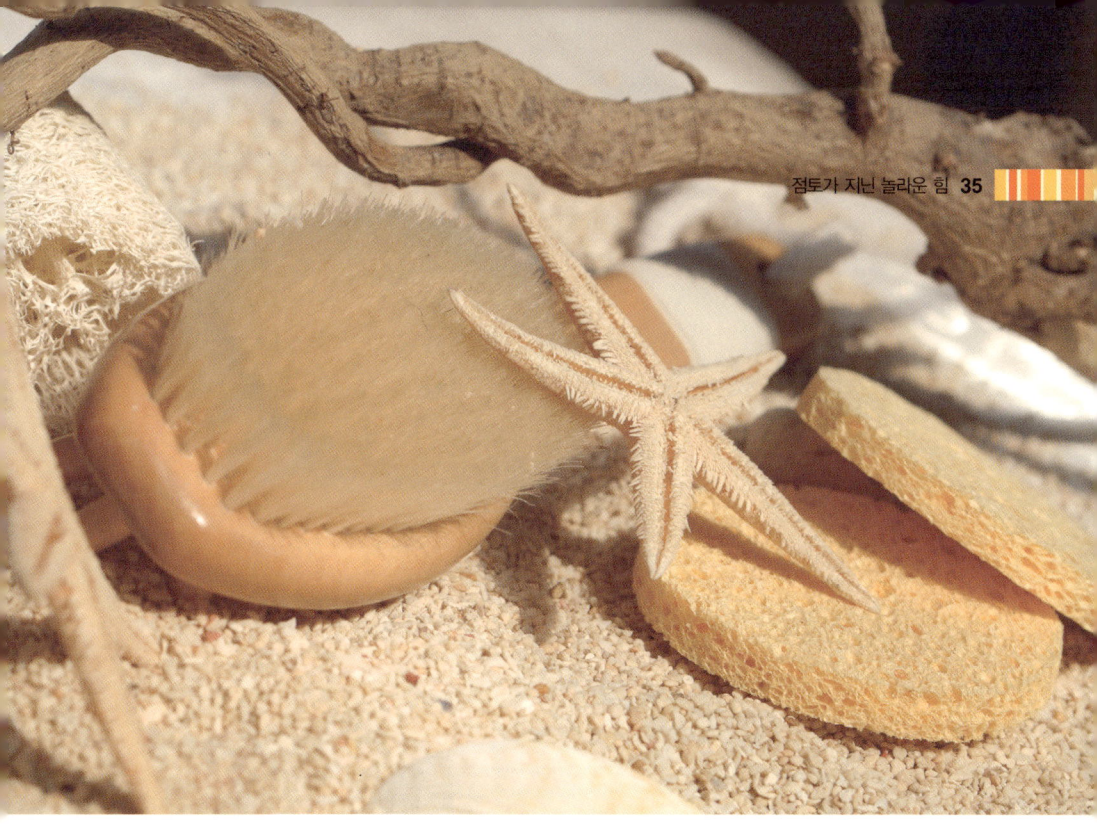

찜질제로도 사용된다. 모래욕의 효과를 증대시키기 위해 사용하기도 하고 동일한 질병이나 통증에 모래욕과는 별개의 치료법으로 국부 찜질을 하기도 한다. 강이나 바다 모래를 오븐이나 프라이팬에 넣고 가열한다. 치료 부위를 덮을 만한 크기의 주머니를 미리 준비하여 가열한 모래를 주머니에 넣는다. 모래주머니의 두께는 약 1인치(2.54센티미터) 정도가 되어야 한다. 충분히 가열된 모래주머니를 두세 시간 동안 환부에 올려놓는다. 필요한 만큼 몇 차례 반복한다.

  기술적인 측면에서 모래욕은 몇 세기 동안 커다란 변화가 없었다.

CHAPTER 2

헥터 그라세 박사가 발표한 그리스 헤로도투스의 다음 글은 2천년도 더 전에 쓰인 것이다.

모래 치료는 천식과 폐렴, 통풍, 진행성 마비, 수종증, 그리고 만성 통증을 갖고 있는 모든 이들에게 도움이 된다. 어린아이들을 제외한 모든 병자들이 이 치료법에 스스로를 순응시키기 때문이다. 최적의 계절은 여름이며 가장 맑은 날을 택하라. 아침에 환자의 체구에 알맞은 크기로 구덩이를 두세 개 준비하여 태양 열기로 건조시킨다. 그리고 영양소가 골고루 갖추어진 식사를 하고, 치료 전에 가벼운 산책이나 간단한 운동을 하는 것도 좋다. 대기열이 강해지고 모래가 충분히 가열되면 환자는 구덩이에 누워 가능한 많은 양의 모래를 덮는다. 얼굴은 햇볕을 가리고 눈에는 보호용구를 착용한다. 환자에게 가장 편한 자세로 눕게 하되 오전과 정오까지는 남쪽을 오후는 북쪽을 향한다. 차가운 물에 적신 스펀지로 얼굴을 닦아주고 환자가 크게 고통스러워할 경우 입도 적셔준다. 만약 모래가 뜨겁지 않게 느껴지거나 땀 때문에 추워지면 환자는 이를 말해야 한다. 그러면 보조자는 모래를 치운 다음 다시 환자를 다른 구덩이로 옮긴다. 환자의 질병이나 체력에 따라 구덩이는 한 번 더 교체할 수 있다.

  천식과 폐렴, 위장 질환이 있는 사람들과 전신 부종 증상을 보이는 사람들은 몸을 기울여 경사진 자세로 누워 모래를 덮는다. 그리고 복수로 인한 부종, 경우에 따라 결장이나 간, 비장, 둔부 통증이 있거나 발이나 다리에 통풍 혹은 마비 증상이 있는 사람은 앉은 자세를 하게 한다. 마지막으로 환자를 완전히 모래로 덮어야 하는데, 그렇게 하는 것이 전신 이완에 좋기 때문이다. 또한 이 치료법은 병이 없는 건강한 부위에도 그 효과가 전달되기 때문에, 특히 나중에 곧바로 냉욕을 하고자 하는 사람들에게 좋다. 구덩이 가까이에는 천연수를 담은 들통, 그리고 수영복(목욕 시 입을 수 있는 옷)을 준비하여 환자가 땀의 발산을 멈추었을 때 사용할 수 있도록 하는 것이 좋다. 찜질이 끝나면 샤워나 오일 마사지를 한다.

  간헐적 질병의 치료 일수는 최소 14일에서 최장 21일을 넘기지 말아야 하지만 부종 환자의 경우 치료 일수는 몸의 증상에 따라 달라진다. 21일이 경과하거나 치료 효율의 '소멸점'에 도달하면 2~3일간 휴식을 취한 뒤 다시 치료를 시작하는 것이 바람직하다.

CHAPTER 2

신비롭고 재미있는 흙 이야기

다음 글은 레이 펜더그래프트가 쓰고 와이오밍 주의 한 점토회사가 배포한 보고서에서 발췌한 이야기이다.

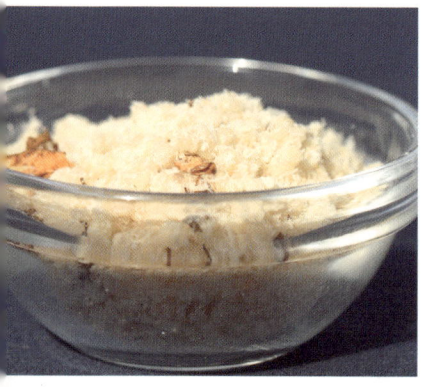

그것은 빅혼 산맥(미국의 몬태나 주 남부와 와이오밍 주 북부에 걸쳐 이어지는 거대한 로키산맥 북부의 지맥)의 정상 근처에 있다. 밤이면 사슴과 엘크가 그쪽으로 달려가 발자취를 남기고, 다른 많은 동물들도 마찬가지이다. 덕분에 그것이 처음 발견되었다.

사냥꾼 에밀 파스칼은 덫을 둘 만한 장소를 찾고 있었다. 그러던 중 이상하게 움푹 파인 물가에 다다랐을 때 작은 호수 위로 희끄무레하고 치즈같이 생긴 물체가 올라와 있는 것을 발견했다. 발자국들로 보아 엘크와 사슴, 코요테 같은 동물들이 대량으로 군집하는 곳인 듯했다. 파스칼은 그곳에 '덫'을 놓았다.

  이틀 후 파스칼은 덫을 점검하기 위해 다시 그곳으로 올라갔다. 차가운 바람과 눈 때문에 심하게 부르튼 그의 손은 하얀 치즈처럼 생긴 진흙에 범벅이 되어 있었다. 하지만 얼음이 언 호수에서는 도저히 손을 씻을 수 없었다. 집으로 돌아오자마자 그는 손을 씻었다. 그리고 이내 자신의 손을 보고 깜짝 놀랐다. 아침까지만 해도 부르텄던 손의

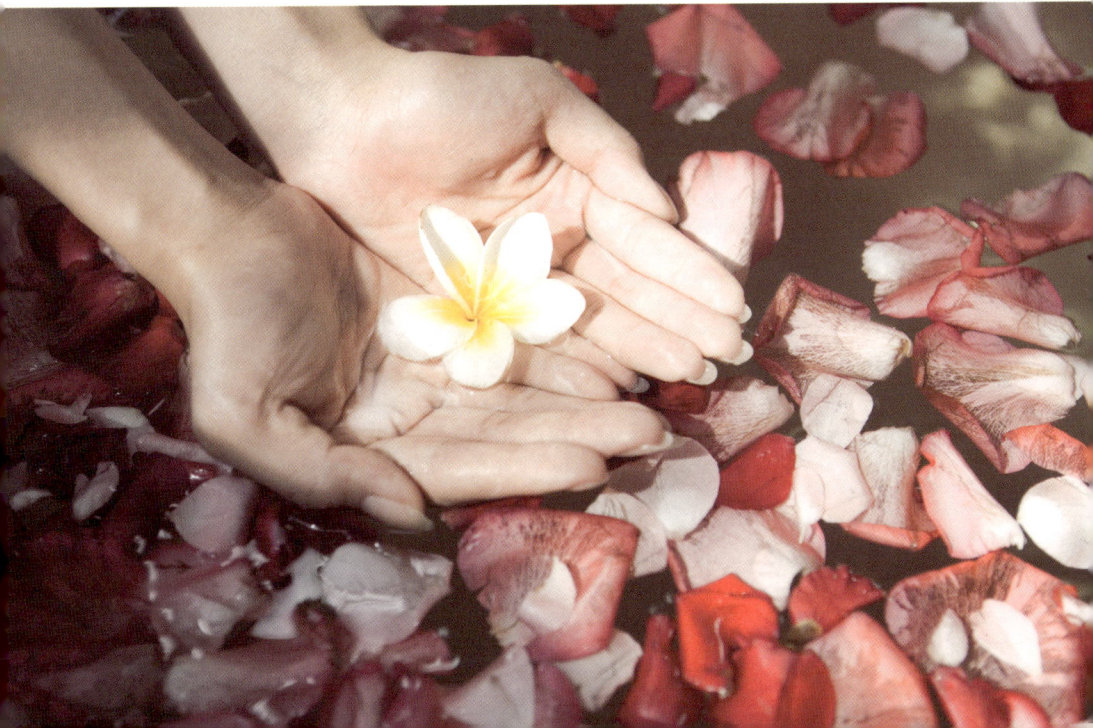

Chapter 2

상처가 거의 사라졌다. 갈라진 손등은 말끔해졌고 살갗은 부드러웠다. 필시 하얀 진흙과 어떤 관계가 있는 듯 보였다. 다시 덫을 점검하기 위해 밖으로 나간 파스칼은 담배통에 그 진흙을 담아 와서 손에 발라보았다. 신기하게도 부르튼 상처는 금세 사라졌다.

다음 해 여름, 파스칼은 자신이 발견한 광물의 발굴 소유권에 대한 서류를 정리하면서 친구들에게 그 물질에 관해 이야기했다. 그는 친구들에게도 그 진흙을 발라보게 했다. 곧 이 이상한 물질에 대한 소문은 빅혼 서부 전역으로 퍼져나갔다.

텐슬립에 사는 칼 라전드라는 한 소년은 허벅다리에 상처를 입었는데 좀처럼 낫지 않았다. 상처는 붓고 붉어지면서 욱신거렸다. 붓기는 지속되었고 부위는 검붉게 변했다. 그의 아버지는 칼을 데리고 의사를 찾아갔다. 진료를 시작한 의사는 이내 고개를 내저었다. 다리의 상태는 몹시 악화되어 있었다. 마침내 의사가 말했다.

"유감스럽게도 다리를 절단해야 할지도 모릅니다. 괴저성괴사(괴사조직에 부패균이 번식하거나 괴사조직이 수분 증발되어 괴저가 생김)가 생겼어요. 좀 더 일찍 왔더라면…"

그러나 칼의 아버지는 들으려 하지 않았다.

"다리는 자를 수 없어요!"

그는 아들을 데리고 텐슬립으로 돌아왔다. 그의 친구인 파스칼이 그에게 보잘 것 없어 보이는 흙을 주면서 상처를 치료할 수 있을 것이라고 단언했다. 아버지는 그 흙을 물에 개어 걸쭉하게 반죽한 다음 부어오른 칼의 다리 전체에 두껍게 바른 후 붕대로 감았다. 잠시 후 칼은 잠이 들었다. 시간이 흘러 밤이 되었을 때 칼이 아버지를 불렀다.

"다리가 좋아진 것 같아요!"

이 말을 들은 칼의 아버지는 다리의 붕대를 풀었다. 그런데 이게 웬일인가? 다리의 붓기는 완전히 가라앉아 있었다! 기쁨에 찬 그는 다시 진흙 반죽을 만들어 아들의 다리에 발랐다. 몇 년이 지난 현재 젊은 칼의 다리는 흉터를 제외하곤 예전 그대로의 상태로 완쾌되었다.

어린 존 먼데이는 어느 추수감사절 월랜드에 사는 할머니 댁을 방문했다가 난로 바닥 위를 기어갔다. 옆에서 미처 "안 돼!"라고 말할 틈도 없었다. 존의 입에서 비명이 새어나왔을 때는 이미 양손에 난로 그릴 모양의 물집이 잡혀 있었다.

CHAPTER 2

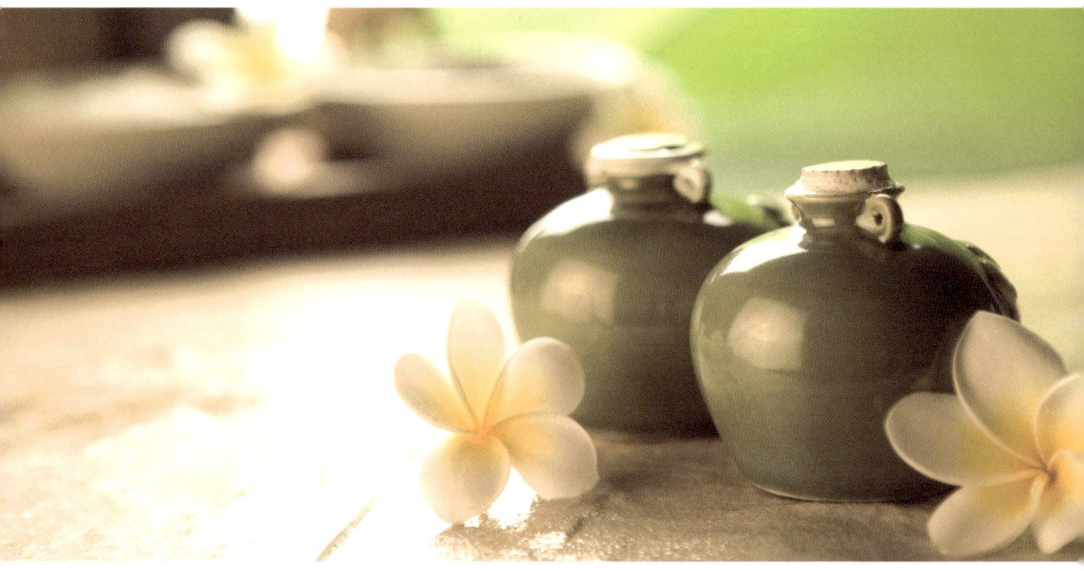

할머니는 '산 흙 반죽'이라고 부르는 물질을 즉시 손자의 두 손바닥에 발라주었다. 존은 거짓말처럼 비명을 멈추었다. 할머니는 손자의 손을 붕대로 감았고 존은 다시 웃기 시작했다. 아무런 통증도 없었다. 다음 날 물집은 완전히 사라졌고 그릴 모양의 흔적도 거의 보이지 않았다. 존은 손바닥의 붉은 상처를 건드려도 훌쩍거리지 않았다.

이 흙에 대한 소문은 입에서 입으로 퍼져나갔다. 하버드라는 한 농장주에겐 아들이 한 명 있었다. 그런데 어느 날 아들이 벌 떼에 쏘여 온몸으로 독이 퍼졌다. 하버드는 이 흙을 이용해 아들의 생명을 구했다. 시추 작업 중 한 인부가 기름에 붙은 불에 심한 화상을 입었다. 사람들은 '그것'이라고 부르는 물질을 사용했다. 화상은 신속하게 치유되었고 아무런 합병증도 나타나지 않았다.

이런 견지에서 뉴저지 주 호버컨에 위치한 유나이티드 스테이츠 테스팅사에서 발표한 보고서는 참으로 흥미롭다. 점토의 실질적인 살균력에 주목한 이 보고서는 이렇게 기록하고 있다.

"첨부된 것은 실험실 보고서와 광물 점토 퇴적물에 대한 우리의 연구 사례들로, 이에 대해 더 많은 조사가 있어야 한다고 생각한다. 의학적으로 우리는 흥미로운 물질을 발견한 것 같다. 이 퇴적물은 대략 700에이커에 걸쳐 있으며, 두께는 약 1.5미터에서 3미터가량으로 지표면 밑으로 3.5미터에서 4.5미터까지 묻혀 있다. 이것은 발견 당시 습한 점토에 둘러싸여 있었다. 다소 제한적이었지만 우리의 실험과 사례 연구 결과는 예측을 훨씬 뛰어넘는 것이었다."

★ Test ★

1. 무기질이 함유된 물 1갤런과 말려서 가루를 낸 점토 2온스(약 57그램)를 섞은 용액을 방의 한쪽 벽에 바르고 네 벽면에서 배양균을 채취하는 실험을 하였다. 그 결과 점토 용액을 바른 벽면은 며칠간 무균상태가 지속된 반면, 깨끗한 물로 닦은 나머지 세 벽면은 날이 갈수록 오염도가 높아졌다.

2. 한 환자가 00호 크기의 점토 파우더 캡슐 2개를 하루 4차례 복용하자 진행성 궤양과 위산 과다 증상이 7일 내에 사라졌다.

3. 젖은 점토 팩을 종기에 매일 치료하자 3일 만에 종기가 터지며 가라앉았고, 상처 부위에서 세균도 관찰되지 않았다. 그로부터 48시간 내에 상처 안에서부터 새 살이 돋았다.

4. 발가락이나 발가락 사이의 티눈과 피부경결(굳은살)에 3일간 젖은 점토 팩을 얹고 다시 새것으로 바꾸어 3일간 더 치료를 진행하면 모든 증상이 완화되고 티눈이 사라진다.

5. 점토 반죽을 알레르기성 피부에 바르고 점토 파우더로 만든 비누에 손을 씻으면 7일에서 10일 사이에 피부병이 사라진다.

6. 몸을 찜질하면 고주파 투열요법처럼 작용하여 피부의 혈액순환이 매우 원활해진다.

★ Test ★

7. 상처 입은 젖소의 젖꼭지를 점토 용액으로 치료하자 상처가 깨끗하게 아물고, 판매되는 조제약보다 더 빠르고 효과적인 반응을 일으켰다.

8. 석유 연료의 폭발이나 촛불 등에 화상을 입은 얼굴과 팔에 점토를 찜질하면 곧바로 통증이 멈춘다. 화상으로 인한 검은 자국은 지워지고 검붉은 흔적만이 남는다. 이와 같이 치료하면 상처 부위에 물집도 잡히지 않는다. 치료방법은 젖은 광물 점토 팩으로 하루에 3~4번 찜질하는 것이다.

9. 백선은 점토 용액을 반복적으로 처방하자 깨끗하게 치료되었다.

10. 얼굴용 팩으로 이용하면 여드름이 치료되고 피부가 매끄러워진다.

11. 10년간 아무리 노력해도 낫지 않던 습진이 점토 치료 후 이틀 만에 치료되기 시작했고, 일주일이 지나자 손이 정상으로 돌아왔다.

12. 분말형태로 사용했을 때 '기저귀 발진'은 하룻밤 사이 치료되었다.

13. 용액상태에서 이 흙은 피로하고 염증이 난 눈을 아무런 부작용 없이 진정시켰다.

CHAPTER 3

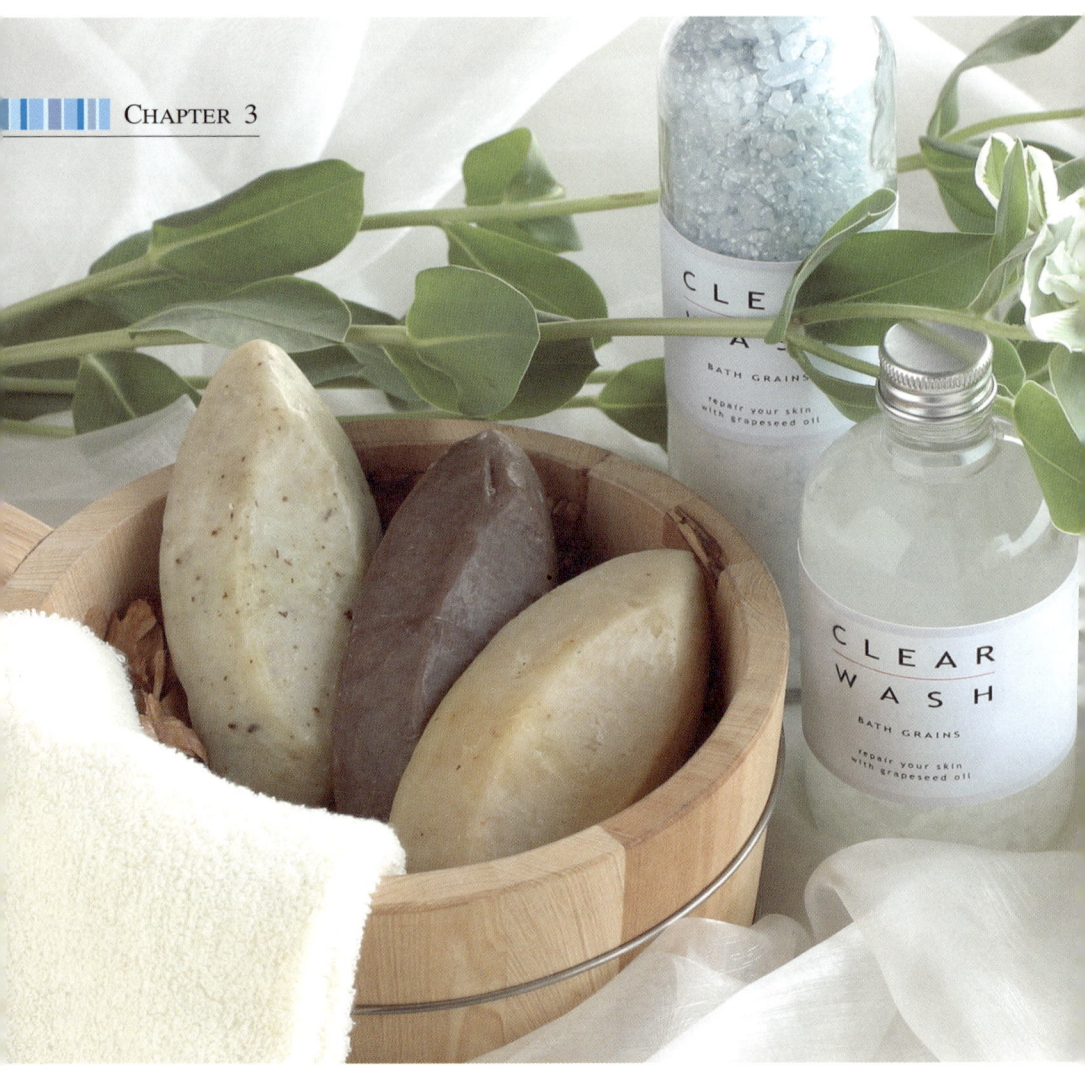

3. 점토와 관련한 다양한 미용 제품들

점토 비누는 피부 속 깊은 곳의 오염물질을 제거하고 천연 탈취제로 안성맞춤이며, 피부의 균형을 잡아준다. 점토 파우더는 궤양에 있어서도 살균 작용을 하며 손상된 조직을 복구시켜 준다.

점토와 관련한 다양한 미용 제품들 47

점토가 지닌 성분의 무한한 가치 덕분에 피부 미용을 위한 이상적인 재료로 사용된다. 점토는 모공을 좁히고 피부의 빛을 맑게 하며 천연의 균형상태를 보전시켜 준다. 또한 점토는 그 자체만으로도 매우 많은 기능을 발휘하지만 다른 천연 성분들과 섞이면 더욱 높은 효과를 발휘한다. 그리하여 점토를 이용해 클렌징 팩이나 치약, 샴푸, 비누까지 만들 수 있다. 최근에는 직접 점토 혼합 화장품을 만들어 사용하거나 시중에서도 쉽게 혼합 제품을 살 수 있다.

:: 얼굴이 깨끗해져요 _ 딥 클렌징 마스크

아마도 점토를 가장 쉽게 이용하는 방법이 피부 미용제일 것이다. 미용 팩으로 이용할 경우 산화와 순환 속도가 빨라지고 방어 기능이 자극을 받아 체온은 약간 상승한다. 마치 가볍게 점토 마사지를 받는

Chapter 3

것과 같다. 또한 다른 모든 천연 제품들과 마찬가지로 점토는 몸의 균형을 잡고 재생을 돕는 역할을 한다.

> ★ 마스크 만드는 방법 ★
>
> 자신이 사용할 미용 팩을 직접 만들어보자. 물 반 잔과 오이 1/2개, 토마토 또는 포도즙을 점토 파우더에 넣어 반죽한다. 얼굴이나 등, 심한 지성 피부, 트러블이 있는 피부에 얇고 고르게 펴 바른다. 팩은 가능한 오랫동안 마르지 않게 한다. 그래야 피부에 탄력을 주고 당기는 느낌을 방지할 수 있다. 팩이 마르면 헹구어 씻어낸다.
>
> 진정 효과가 좀 더 뛰어난 피부미용 크림을 만들려면 점토 파우더와 올리브 오일을 혼합하거나 순수 올리브 오일과 스위트아몬드 오일을 미리 섞어 판매하는 프렌치 마스크 팩(French masks)을 사용한다.
>
> 종기나 피부 결함도 점토로 치료할 수 있다. 여드름 혹은 주름 위에 매우 두꺼운 점토 팩을 바르고 잔다. 염증이 있거나 여드름이 난 피부, 거친 피부나 극도로 민감한 피부는 비누 없이 점토 물로 세안을 하고 레몬 껍질의 안쪽으로 얼굴을 닦는다. 또 점토 팩을 하면 다크서클이 희미해지거나 완전히 없어질 수도 있다.

:: 머리에 윤기가 흘러요 _ 샴푸

점토는 피부와 비슷한 천연 산성 페하지수를 지니고 있기 때문에 모발을 세정하는 데 탁월한 효과가 있다. 특히 기름기가 많은 두피에 좋다. 지성 모발을 위해서는 점토를 물과 함께 섞어 묽은 반죽을 만든 후 샴푸처럼 사용한다. 점토 반죽을 머리에 바른 채 적어도 30분가량 놔둔다. 유럽에서는 모발의 윤기를 위해 올리브 오일과 식물성 거품제가 함유된 샴푸를 사용한다.

:: 점토로 이를 닦아보세요 _ 치약

점토나 점토와 소금의 혼합물은 가장 뛰어난 천연 치약 중 하나이다. 점토는 흡수력이 매우 뛰어나지만 치아를 전혀 손상시키지 않는다. 점토는 무디어진 치아 막과 구취를 자연스럽게 제거하고 잇몸에 자극제 역할을 한다.

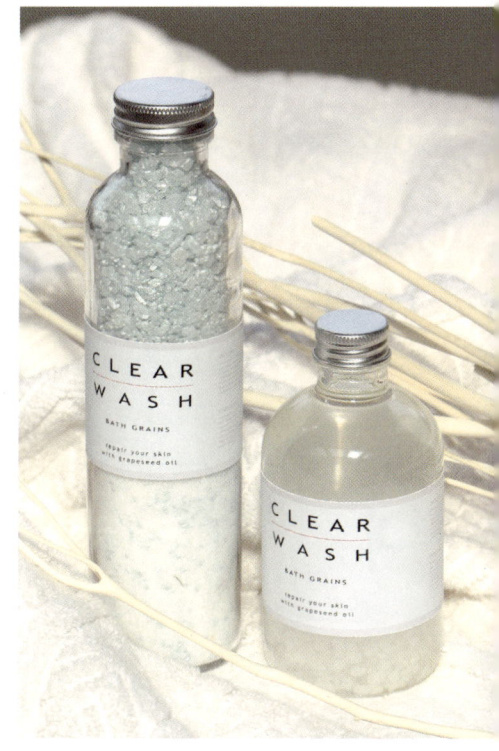

:: 뛰어난 세정력 놀라워요 _ 비누

점토에 꿀과 올리브 오일을 섞으면 효능이 매우 뛰어난 비누가 된다. 점토 비누는 피부 속 깊은 곳의 오염물질을 제거하고 천연 탈취

CHAPTER 3

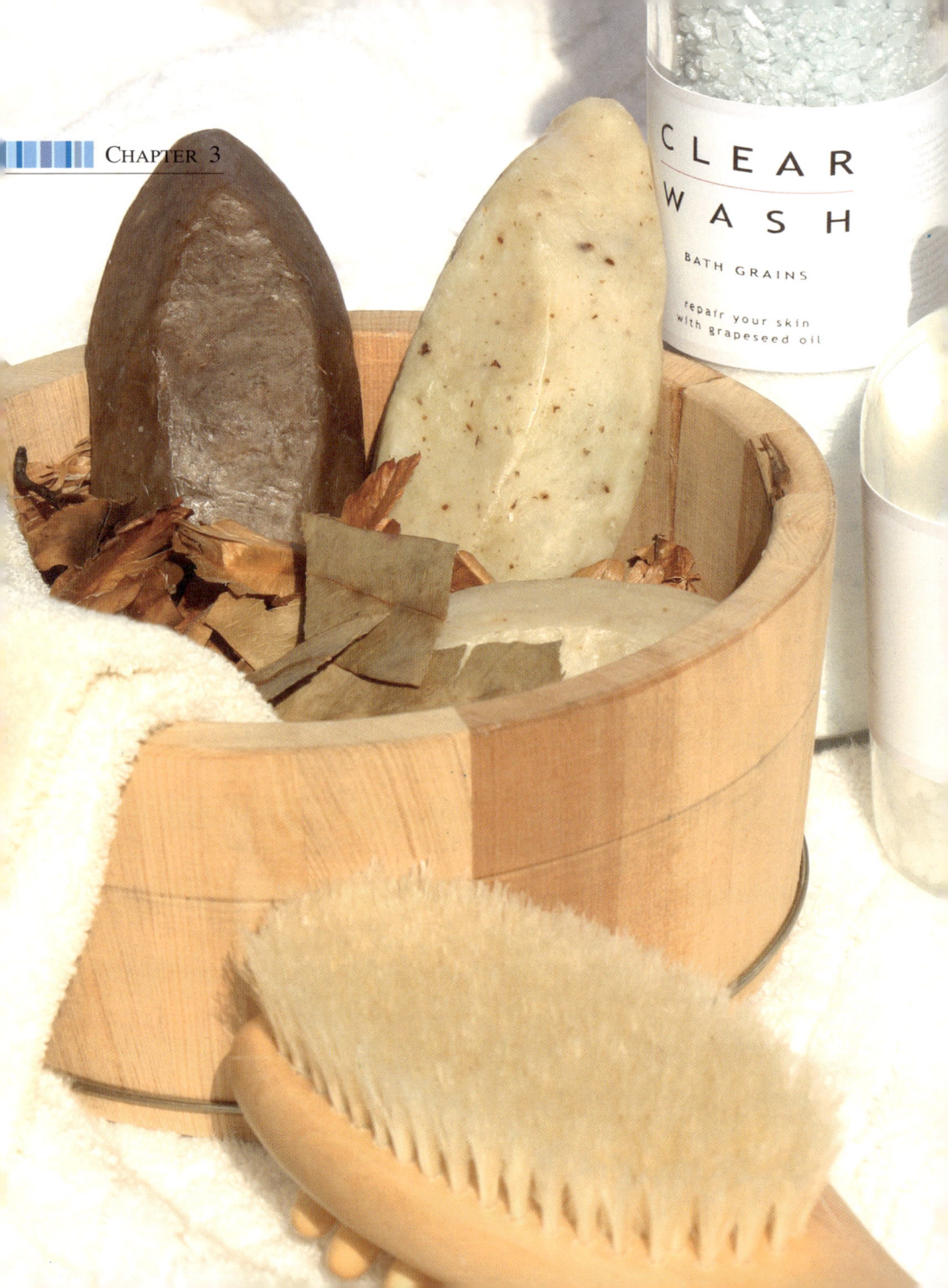

제로 안성맞춤이며 동시에 피부의 균형을 잡아준다. 꿀과 올리브 오일은 최고급 피부 미용제로 피부를 부드럽게 하고 진정시키는 역할을 한다.

:: **점토도 골라 쓸 수 있다**

점토에도 여러 유형이 있다. 녹색 점토는 대개 음용(마실 때 씀)으로 이용된다. 프랑스나 미국에서는 녹색 점토를 음용으로 많이 권하고 있다. 그 외에도 찜질이나 반죽, 마스크 팩 등의 용도로 애용한다.

장미 점토는 매우 매끄러운 점토이며, 주로 딥 클렌징 마스크나 팩으로 이용된다. 거친 피부를 매끄럽게 만드는 데도 좋다. 프랑스 사람들은 여드름에 이 점토를 이용한다.

진토는 물이 흐르면서 쌓인 규질점토 퇴적물이다. 이 흙의 성질은 매우 다양하고도 명확하다. 오래된 진토 퇴적물은 연속된 층이 다른 모양을 나타내는 '뢰스(황토)'를 만든다. 하위(아래쪽) 뢰스는 실질적으로 경작이 가능하며 백악질(포유류의 치근 표면을 싸고 있는 반투명 또는 흰색의 얇은 층)이 두드러진다. 붉고 모래 성질이 보다 많은 위쪽은 경작에 알맞은 점토가 매우 풍부하다. 이들 진토는 진짜 점토를 구할

Chapter 3

수 없을 때 대신 사용할 수 있다. 단 먹을 수는 없다.

:: 점토 목욕을 즐겨보세요

근래에는 요양원이나 진료소에서도 광물 함유도가 높은 진흙을 일반적으로 사용한다. 이러한 시도는 흙의 강렬하고 유용한 기능으로 보아 바람직한 현상이다. 물론 그 효과를 극대화시키기 위해서는 자연식을 병행하여 보완할 필요가 있다.

여건이 허락하지 않아 광천에 갈 수 없다면 점토와 물을 섞어 목욕을 해도 같은 효과를 볼 수 있다. 물통이나 다른 큰 통을 이용해 목욕을 하는 것은 괜찮지만 욕조는 되도록 피하는 것이 좋다. 흙 때문에 배수구가 막히면 큰일이다. 점토와 물은 완전히 반죽될 때까지 섞는다. 반죽은 몇 회씩 이용해도 상관없으며, 다시 목욕을 할 때마다 물을 약간씩 더 부어 사용하면 된다. 그리고 필요에 따라 데우거나 찬물을 이용해도 된다.

목욕은 매일 처음에는 5분에서 10분 정도로 시작하고 그 다음에는 15분에서 20분 정도로 시간을 늘린다. 점토 목욕 때문에 피로가 느껴진다면 이틀에 한 번씩 하거나 일주일에 두 번 실시한다. 한 달간 점토 목욕을 한 후에는 한 달을 쉰 후 다시 시작한다.

　이러한 점토 목욕은 류머티즘과 관절염, 뼈의 통증과 특정 피부질환 혹은 혈액질환이나 특정 유형의 마비 등에 좋은 치료방법이다. 신체의 특정 부위에 따른 목욕도 가능하며, 특히 류머티즘의 경우 손이나 발에 적용해도 매우 효과적이다.

:: 아기에게 점토 파우더를 발라주세요

　곱게 분말로 만든 점토는 아기용 파우더로 탤컴파우더(활석 가루)보다 적합하다. 탤컴파우더는 대개 약용 성분을 함유하고 있지만 점토의 기능에는 미치지 못한다. 아이처럼 여드름이 난 얼굴에는 망설이지 말고 점토 파우더를 바른다.

　상처나 염증, 습진 등에 점토 파우더를 발라보자. 미세하고 고운 점토 파우더로 마사지를 하면 그 효과가 증대된다.

　백토는 탤컴파우더로 쓰이는 흙으로 매우 미세한 분말형태이다. 탈취에 탁월한 효과가 있다. 특히 땀이 많이 나는 손발에 사용하면 좋고, 아기의 기저귀 발진에 매우 이상적인 치료제이다.

CHAPTER 4

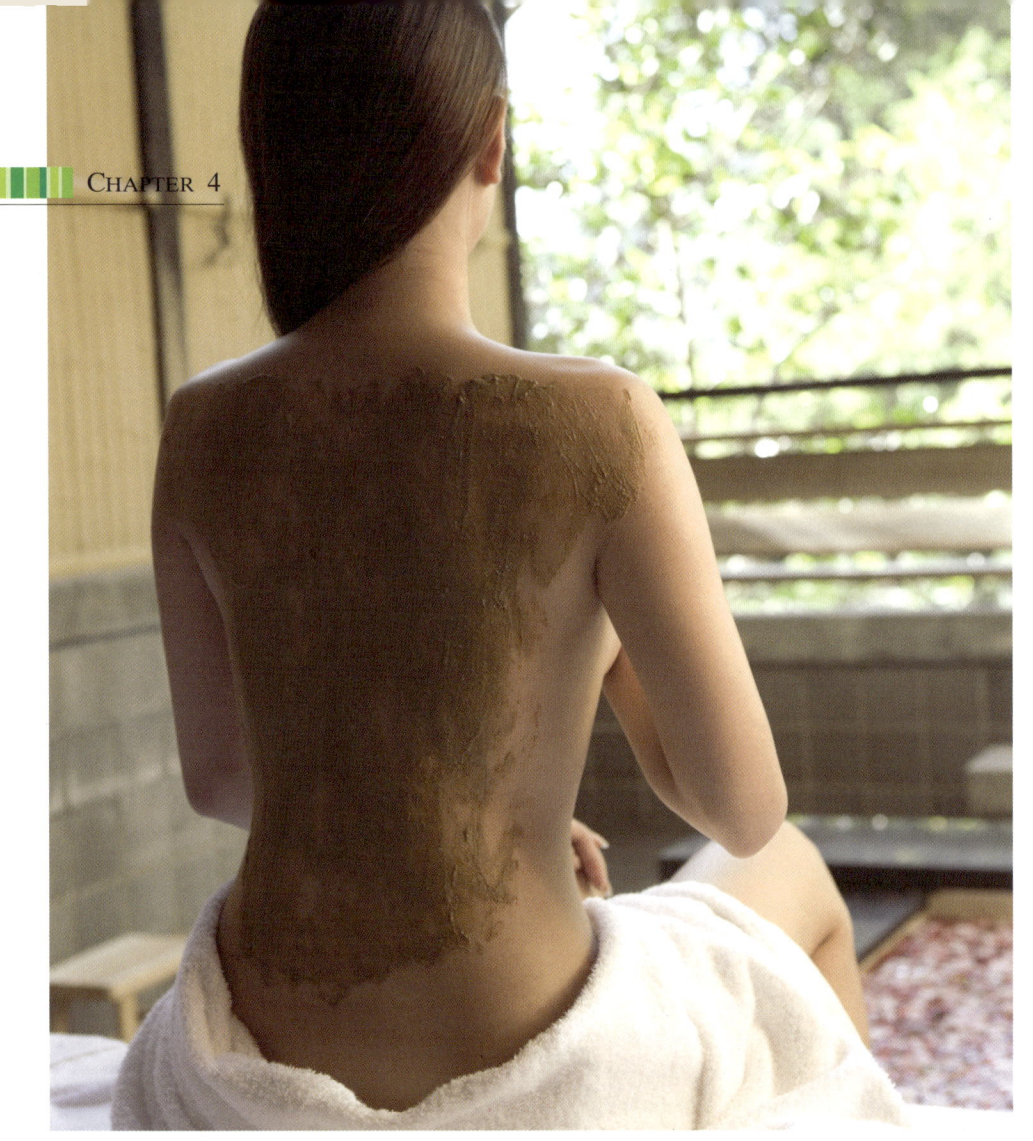

4. 치료제로서 점토를 잘 사용하는 법

점토는 태양이나 공기, 빗물에 더 많이 노출될수록 그 효능도 더 커진다. 그중에서도 햇볕은 점토가 다른 요소들로부터 중요한 에너지를 흡수하고 저장하는 중요한 역할을 한다.

내 몸에 맞는 적합한 점토 고르기

　점토에도 여러 종류가 있고 여러 색깔(녹색, 적색, 황색, 회색, 백색 등)이 있다. 중요한 것은 환자의 병이나 체질에 가장 적합한 점토를 고르는 것이다. 이것은 단순히 자연의 산물을 무기질에 투여하는 것이 아니라 생명에 투여하는 것이다. 따라서 무엇과 조화를 이루는지 반드시 살펴보아야 한다.

　점토는 살아있다. 식물이건 동물이건 혹은 사람이건 생물과 점토는 혈연관계라 할 수 있다. 동일한 점토가 어떤 사람에게는 놀라운 효능을 선사하지만, 다른 사람에게는 '효과가 없는' 것처럼 보이기도 한다. 사실 점토는 늘 어떤 작용을 하지만, 그것을 사용하는 사람과 특정 점토가 상호 작용하는 만큼만 기능한다. 효과가 없어 보일 때는 그 흙이 별로 효과가 없는 것이 아니라 일반적으로 내게 맞지 않는 '점토'이기 때문이다. 그때는 빨리 다른 점토로 바꾸는 것이 더

CHAPTER 4

현명하다. 다른 지역, 다양한 종류의 점토를 구해 자신에게 맞는 신뢰할 만한 공급원과 색깔을 찾아내야 할 필요가 있다. 물론 예외도 있겠지만 일반적으로 다른 지역의 점토보다 자신이 사는 지역의 흙이 자신에게는 더 잘 맞다. 보편적으로 자신에게 필요한 특정 점토가 무엇인지 결정하기 전에 몇 가지 다른 종류의 점토를 시험해보는 것이 최선의 방법이다.

점토의 성분만으로는 점토의 효능이 설명될 수 없다면, 경험을 바탕으로 한 증거나 의견들이 가장 효과적인 종류의 점토를 선택하는 데 꼭 필요한 길잡이가 되어줄 것이다. 일반적으로는 녹색을 띤 점토가 가장 효과적인 것으로 여겨진다. 적어도 과민증과 같은 경우 녹색 점토는 가장 좋은 효능을 보인다. 그러나 처음에는 이 점토를 사용하되 신경과민이나 체온저하 등과 같은 징후가 나타나면 다른 종류의 점토로 바꾸어야 한다.

:: 점토는 이렇게 보관하세요

점토는 태양이나 공기, 빗물에 더 많이 노출될수록 그 효능도 더 커진다. 그중에서도 햇볕은 점토가 다른 요소들로부터 중요한 에너지를 흡수하고 저장하는 중요한 역할을 한다. 점토는 사용 직전에 햇볕에 노출시켜야 한다. 그러나 처음 상태 그대로 저장하려면 어두운 곳이 더 좋다. 그럴 경우 보관기간은 무기한이 될 수도 있다. 어두운 곳에서는 처음 채석장에서 점토를 채취했을 때 지니고 있던 점토의 효능이 약해지거나 변질되지 않는다.

　다른 매개 없이 사용하거나 채취 후 빛에 오랫동안 노출시키지 않아도 이미 점토 안에는 경이로운 고유의 특성들이 대부분 고스란히 존재하고 있다. 칠흑같이 어두운 곳에서 서식하는 해면성 종들이 생

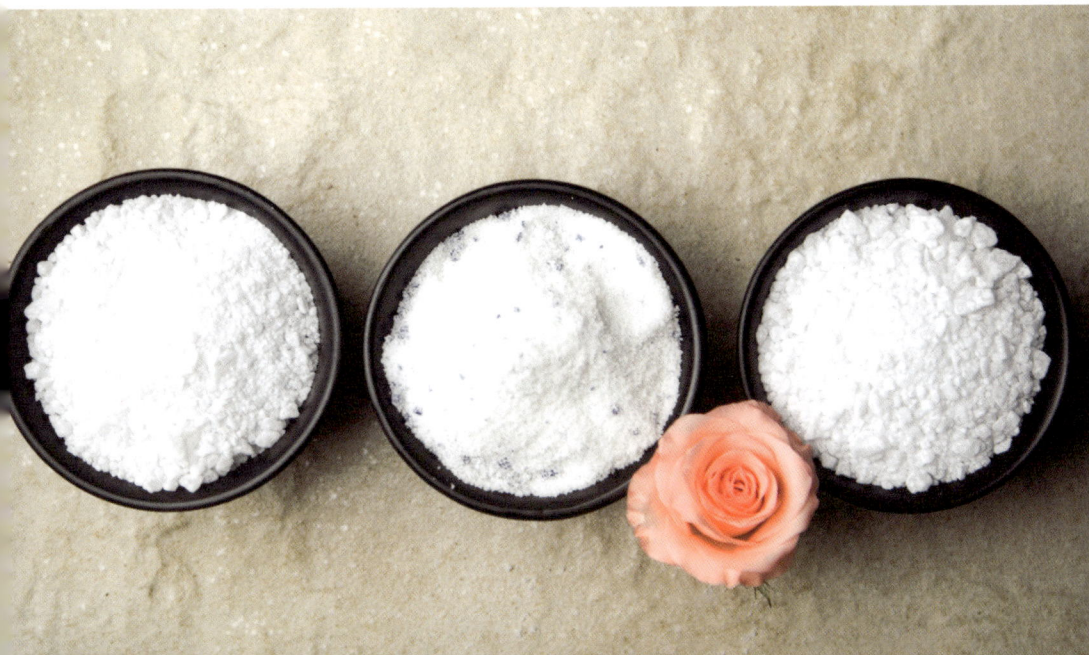

Chapter 4

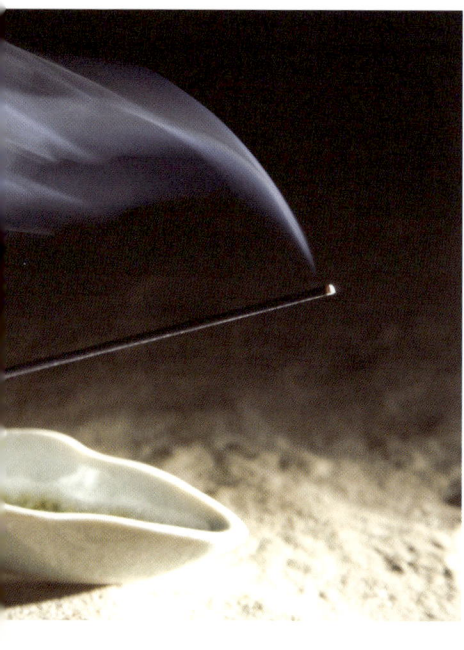

명을 유지하는 데 점토가 필수불가결한 요소라는 사실은 이를 뒷받침해주는 증거이다. 특히 니파라구스 새우와 같은 동굴 서식 종들은 점토가 있는 곳에서만 번식과 성장이 가능하다. 이러한 동물들은 먹이 없이는 오랫동안 견딜 수 있어도 점토가 없으면 곧 자취를 감추거나 죽을 것이다.

:: 주의! 점토를 사용할 때 꼭 기억해두세요

'점토는 다른 제조약품과 조화를 이루지 못한다' 그러므로 약물 치료와 점토 치료를 병행하는 것은 바람직하지 않다. 몇몇 환자들은 자신들이 받고 있는 치료가 끝나지도 않았는데 점토 치료를 시작할 수 있는지 종종 문의한다. 특히 내복약의 경우에는 권장할 만한 사항이 못된다. 왜냐하면 대체로 의약품은 점토의 기능을 억제하기 때문이다. 점토를 마시는 천연요법은 가능한 시점이 확실해질 때까지, 그리고 오직 점토만을 사용할 수 있을 때까지 기다리는 것이 좋다. 하지만 점토를 외용으로 사용할 때, 특히 아직 점토의 효능에 대해 미심쩍은 사람들은 약물 치료와 병행하여 사용하는 것도 괜찮다.

   점토의 작용은 굉장히 강력하기 때문에 점토 치료를 시작하기에 앞서 최소한 10일 전부터는 몸을 정화해주는 차와 음식을 섭취하여 신체에 쌓인 유해독소의 양을 감소시킨다. 이때 생과일과 야채를 주로 섭취하며 고기나 설탕, 알코올 혹은 화학성분이 가미된 음식은 먹지 않는다. 어떤 경우라도 점토 치료를 할 때는 분별력 있고 건강한 습식관이 꼭 필요하다.

CHAPTER 4

점토는 어떻게 사용하는 것이 좋을까?

:: 내복용

 점토의 사용이 점점 대중화되면서 점토의 효능에 대한 근거 없는 혐오감도 점점 사라지고 있다. 이는 점토의 효과가 널리 알려진 것도 있지만 점토를 직접 먹어도 전혀 문제가 없다는 것이 과학적으로 판명되면서 더욱 확고해졌다.

 점토를 물에 섞었을 때 불순한 모래만 없다면 복용하는 데 전혀 해가 되는 알갱이는 없다는 것도 신기하다. 마실 점토를 고를 때는 씹히는 느낌이 없는, 모래 없는 고운 점토를 선택하는 것이 최선이다. 가장 좋은 것은 프랑스산 녹색 점토이다. 레이먼드 덱스트레이트 역시 이 점토의 사용을 추천하고 있다. 몇몇 미국의 영양학자들도 이 점토의 효과가 정말 탁월하다는 사실을 발견했다. 또한 녹색 점토는 피부질환이나 상처와 같은 다른 용도에도 이용된다.

:: **복용량**

가능하다면 점토는 복용하기 몇 시간 전이나 하루 전에 미리 준비해야 한다. 점토 한 티스푼을 끓이지 않은 물 반 잔에 넣는다. 이때 금속 제품의 스푼은 피한다. 점토는 아침에 일어나자마자 또는 잠들기 직전에 마시는 것이 좋다. 그리고 식사하기 15~20분 전에 마셔도 되지만 한 시간 전에 마시는 것이 더 좋다.

점토의 성질은 준비 방법(물에 점토를 첨가하거나 반대로 점토에 물을 붓는 등)과 음용(마시는 것) 혹은 치료방법에 따라 바뀐다. 아침 식사 전

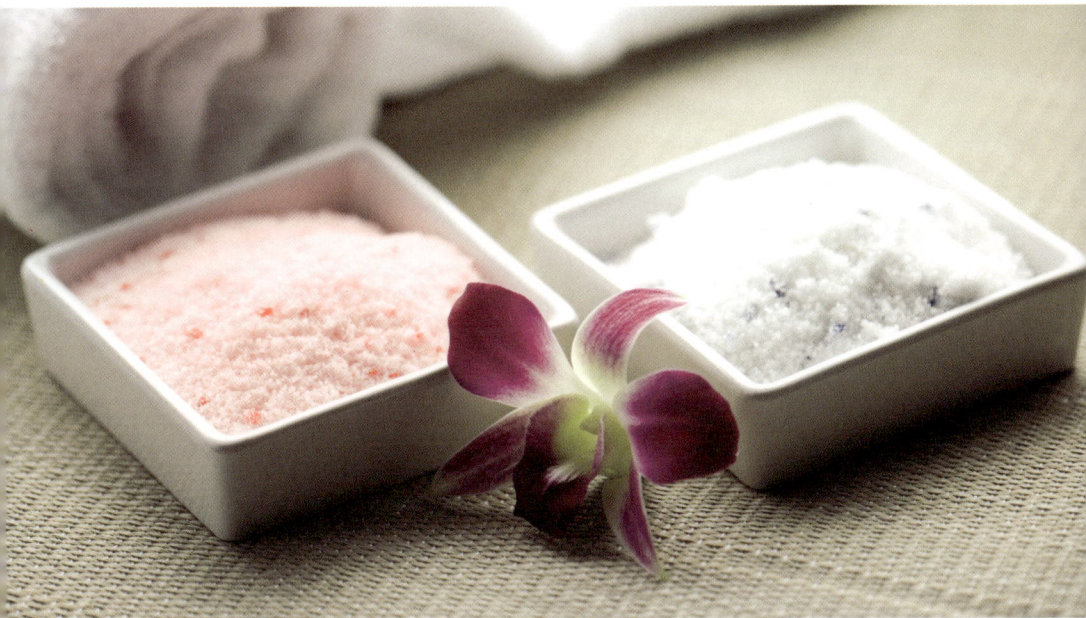

Chapter 4

에 마시면 변비를 해소할 수 있지만 저녁에 마시면 그 반대의 효과가 나타날 수 있다. 장으로 들어간 점토는 신속하게 '곧 바로' 작용하지만 식사 후 위통을 진정시키려면 식후 즉시 점토를 복용해야 한다. 맨 처음 점토 치료는 3주간 계속해서 진행하다가 한 주 정도 쉰다. 다시 치료를 시작할 때는 한 달 동안 치료 주간과 쉬는 주간을 1주일 단위로 번갈아 한다.

 점토는 유기체의 기관 결함이나 기능을 회복시키는 데 탁월한 작용을 한다. 점토의 이런 작용은 결핍된 요소를 보충해주는 것이 아니라 유기체가 스스로 그 결함을 치료하는 데 필요한 요소를 끌어들이고 흡수하도록 돕는 것이다. 이러한 촉매제로서의 기능은 극미한 양으로도 가능하다. 그러므로 점토를 다량 섭취할 필요가 없다. 하루 평균 한 티스푼이면 충분하다. 석송과 같이 어떤 물질은 다량 사용할 경우 해롭지는 않지만 효과가 없으며, 극히 미미한 분량만 섭취했을 때 비로소 가장 뛰어난 효과를 발휘한다. 이와 마찬가지로 점토도 상대적으로 적은 양을 사용해야 한다. 점토를 다량 사용해도 소용이 없는 이유는 점토의 기능이 특정 성분의 양이 아닌 방사성에 기인하기 때문이다.

점토는 단순히 통증을 경감해주는 역할만 하는 것이 아니므로 내복용으로 섭취할 때는 특히 신중해야 한다. 점토의 하루 평균 복용량은 성인의 경우 한 티스푼이고, 10세 미만의 아이들은 반 티스푼이면 충분하다. 그러나 특정한 장기 감염(결핵이나 이질 등)에 대해서는 하루 2~3티스푼으로 그 양을 늘려도 무방하다.

점토를 마시기가 힘들 때는 장기가 받아들일 수 있도록 천천히 마시면서 거부반응을 일으키지 않도록 한다. 연한 점토 물에서 시작하여 몸이 한 티스푼의 분량(성인 평균)을 받아들일 때까지 매일 점차적으로 적응시킨다. 어쨌든 섭취하는 점토의 양은 상대적이다. 점토 물을 삼키지 못해 점토가 모두 바닥으로 가라앉은 후에야 물을 마셨던 사람들도 똑같이 만족스러운 결과를 얻을 수 있었다.

점토를 마실 때 메스꺼움을 느낀다면 점토에 물을 약간 섞어 반죽한 다음 콩처럼 작은 크기의 알약으로 만들어 말린다. 점토 파우더 대신 이 알약을 삼키면 된다.

아이들의 경우 이 반죽에 물 대신 약간의 향 첨가물(민트나 유칼리 등)을 넣어 말리면 캐러멜처럼 빨아먹기에 좋다. 변비가 있는 사람들은 센나(차풀)나 대황 즙으로 알약을 만들어 먹어도 좋다. 아기들

CHAPTER 4

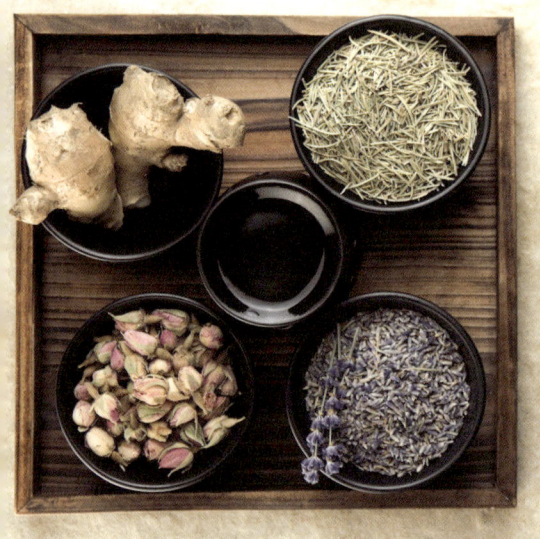

에게는 매일 식사 전에 점토를 묽게 섞은 물 한 티스푼을 먹인다.

류머티즘이나 인후염의 경우에는 점토를 덩어리나 알약 혹은 그냥 파우더 형태로 섭취한다. 가끔 점토에서 석유 냄새가 날 때가 있는데, 이 때문에 점토의 성질이 변질되지는 않는다. 점토는 땅에서 채취되기 전 석유와 인접해 있을 수 있으며, 우려와는 반대로 석유에는 강력한 살균 효과가 있다.

점토는 혈액을 풍부하게 만들기 때문에 혈압이 높을 때는 너무 많이 섭취하지 않는 것이 좋다. 하루에 한두 번 약간의 분량을 물에 타서 마시는 것이 적당하다. 만약 점토로 인해 변비가 생기면 조금 더 많은 물에 희석시켜 아침과 저녁 식사 사이에 몇 차례 마신다. 그래도 변비가 지속되면 임시로 점토 대신 완화제 차를 마신다. 매 끼니 사이에 물을 많이 마시면 체내 수분의 양이 증가하여 딱딱한 찌꺼기들이 묽어지고 밖으로 배출된다. 어쩌다 생길 수 있는 불편함(일반적인 사례는 아니다)을 없애려면 점토를 묽게 타고 잔 바닥에 점토가 침전된 후 마시면 된다.

점토 덩어리는 석유에서 파생되는 유화제에 접촉할 경우 딱딱한 불침투성의 성질을 갖

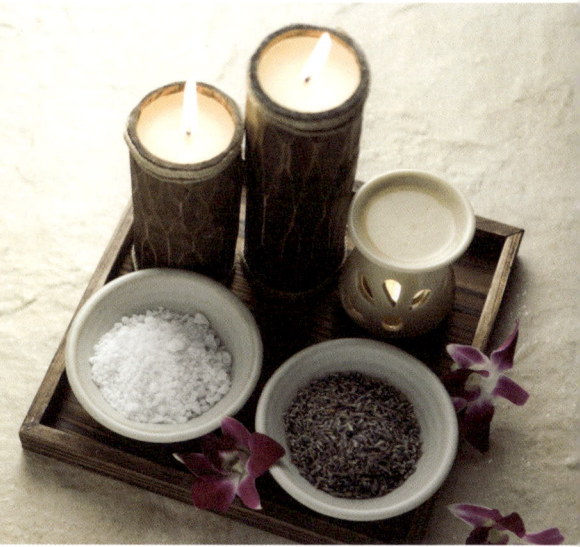

는다. 때문에 점토 치료를 받는 동안에는 아무리 필요한 경우라도 가정용 오일의 사용을 자제하는 것이 좋다. 사실 이것은 예방적인 차원에서 조심해야 할 사항이다. 점토와 식물성 오일을 병용했을 때 어떤 부작용이 있었다는 사례는 보고된 바 없다. 그러나 점토가 소화기관과 직접 접촉할 때 오는 통증(위궤양, 십이지장 궤양, 장염 등)을 사전에 예방하고 그에 미리 대비할 필요는 있다.

CHAPTER 4

:: 외용용

외용 점토는 작은 그릇이 아니라 깊은 통이나 세면대, 또는 우묵한 반죽그릇, 커다란 나무 통 등에 담아야 한다. 점토는 많이 준비할수록 좋다. 그릇은 에나멜이나 질그릇, 자기류, 나무 혹은 유리잔으로 만들어진 것이 좋다. 금속(알루미늄, 구리, 쇠 등)이나 플라스틱 재질은 절대 사용하지 않는다. 특히 플라스틱은 근래에 모든 종류의 식품 보관용기로 만들어져 거의 영구적으로 사용할 수 있다고 알려졌지만 점토를 보관하기에는 적당하지 않다. 물과 점토 혼합물을 담는 용도로는 전통적으로 안정성을 인정받은 그런 재질의 용기가 적당하다.

점토는 그릇 안에 고르게 펴놓는다. 점토 혼합물을 만들다 보면 너무 묽어질 수도 있으므로 약간 건조한 점토를 준비해둔다. 점토 혼합물은 가급적 묽게 준비해야 한다. 이미 만들어진 혼합물에 물을 부어 묽게 만드는 것보다 묽은 것에 점토를 넣어 걸쭉하게 만드는 편이 보다 쉽다. 점토는 반드시 며칠간 사용할 양을 미리 준비한다. 보관할 때는 점토에 매일 조금씩 물을 부어놓기만 하면 된다. 물을 부을 때마다 다시 반죽할 필요는 없다. 찜질용 점토가 굳기 시작한다면 굳어서 마를 때까지 그 놓아둔 다음 가루를 내어 다시 보관한다. 한 번에 너무 많은 양을 준비한다고 걱정할 것 없다. 한꺼번에 미리 준비해두어야 점토의 밀도가 균일해진다.

끓이지 않은 물을 사용하여 처음에는 물이 점토 위로 반 인치(약 1.2센티미터)가량 올라오게 붓는다. 물이 모두 같은 비율로 점토에 흡수되는 것이 아니므로 몇 차례에 걸쳐 물을 나누어 붓는다. 물을 부은 채로 건드리지 말고 몇 시간 동안 놔둔다. 저을 경우 점토가 질척거려 다루기 어려워진다. 반죽이 매끄러워지면서 점토의 성질을 잃어버려 결과적으로 효과도 없어진다. 흡수력 역시 매우 떨어진다. 사용 전에는 점토를 만질 필요가 없다. 건드리지 않아도 저절로 충분히 잘 섞인다. 천을 덮어둘 때도 가능하면 건드리지 않는 것이 좋다. 표면을 매끄럽게 만들지 않아도 자연스럽게 매끄러워진다.

준비된 점토 반죽은 매끄럽고 균일해야 하지만 밀도가 너무 높으면 안 된다. 서로 붙어 있을 정도면 충분하다. 가능하면 점토 그릇은 햇볕이 드는 곳에 보관하고 가제로 덮어 불순물의 침투를 막는다.

CHAPTER 4

효과적인 점토 치료를 위한 체크 포인트

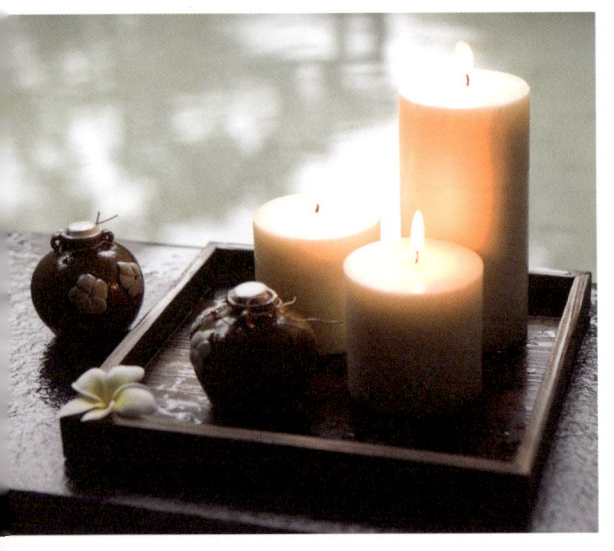

:: **점토는 용도에 따라 온도 조절이 가능하다**

점토는 용도에 따라 차갑게, 미진하게 혹은 뜨겁게도 사용이 가능하다. 열이 있거나 활동력이 많은 기관, 원래 따뜻한 신체 부위(예를 들어 아랫배)에는 항상 점토를 차갑게 해서 사용한다. 찜질을 시작한 지 몇 분이 지나면 미지근해지는 것이 느껴진다. 만약 냉기가 지속된다면 냉찜질을 계속하지 않는다. 반대로 찜질제가 너무 뜨겁다고 느껴지기 시작하면 5분~10분 정도 후에 다른 것으로 바꿀 필요가 있다. 점토를 뼈의 재생, 신장, 담낭, 간 조직 등의 재생 용도로 사용할 때는 따뜻하게 하거나 적어도 미지근하게 한다.

'모든 작용에는 즉각적인 반작용이 뒤따른다' 는 것이 기본적인 원칙이다. 열이 많거나 성나고 울혈이 있는 증상은 찜질제를 식혀주고, 활력 증가와 조직 재생을 위해서는 찜질제를 따뜻하게 해서 사용한다. 장기가 약한 곳은 물이나 공기, 점토 등을 차게 해야 하지만 반드시 뜨거운 찜질 치료가 신속하게 뒤따라야 한다.

지나친 온도상승은 위험하기 때문에 발열이나 울혈의 경우 냉찜질 치료는 피해야 한다. 이것은 자동차 엔진 냉각수의 순환 시스템에 비유될 수 있다. 그러나 다른 경우에는 냉찜질 치료로 산화나 순환과 같은 신체 기능이 자극되어 열이 발생해야 한다. 이는 체온이 완만하게 상승한다는 의미이다. 하지만 여기에도 예외는 있다. 몸이 쇠약하거나 허해 점토 찜질을 하는 사람들 중에는 필요 이상으로 오랫동안 찜질을 하거나 점토가 마를 새도 없이 떼어버리는 사람이 있다. 그러면 점토의 효능을 제대로 느낄 수 없다. 점토로 인해 오한이 들거나 살에 닿았을 때 따뜻하지 않은 느낌이 든다면 물을 찜질제 가까이에

CHAPTER 4

두거나 환자의 침대 옆에 비치해두는 것이 좋다.

처음에는 점토 때문에 어떤 증세가 더 악화되었다고 느끼는 경우도 있다. 하지만 이런 장애는 참기 힘들 만큼 심한 것이 아니기 때문에 사람에 따라 시간이 지나면 익숙해진다. 사실 이것은 발생된 에너지로 인해 나타나는 즉각적이고 일시적인 반응으로 재생과정의 한 현상이다. 그러므로 억지로 치료를 강행하지 말고 작은 찜질제를 몇 군데 붙여 몸이 쉽게 점토에 적응되는 곳을 찾아라. 해당 부위 주변을 정기적으로 찜질하면서 점토의 크기와 찜질기간을 점차적으로 늘려가다 마지막으로 치료받아야 할 정확한 부위를 찾으면 된다.

점토는 몸 전체에 작용하기 때문에 아픈 부위에 직접 찜질제를 사용하지 않아도 된다. 예를 들어 치아 질환(농양 등)의 경우 점토를 잇몸에 직접 부착해야 할 것 같지만 사실 넓은 모양으로 뺨에 찜질을 하는 것이 보다 더 효과적이다.

:: **점토를 가열할 때는 이렇게**

점토를 강한 발열 장치에 직접 닿게 하는 방법은 피한다. 점토의 성질을 온전히 보존하려면 이중 냄비로 가열하는 것이 가장 좋다. 커

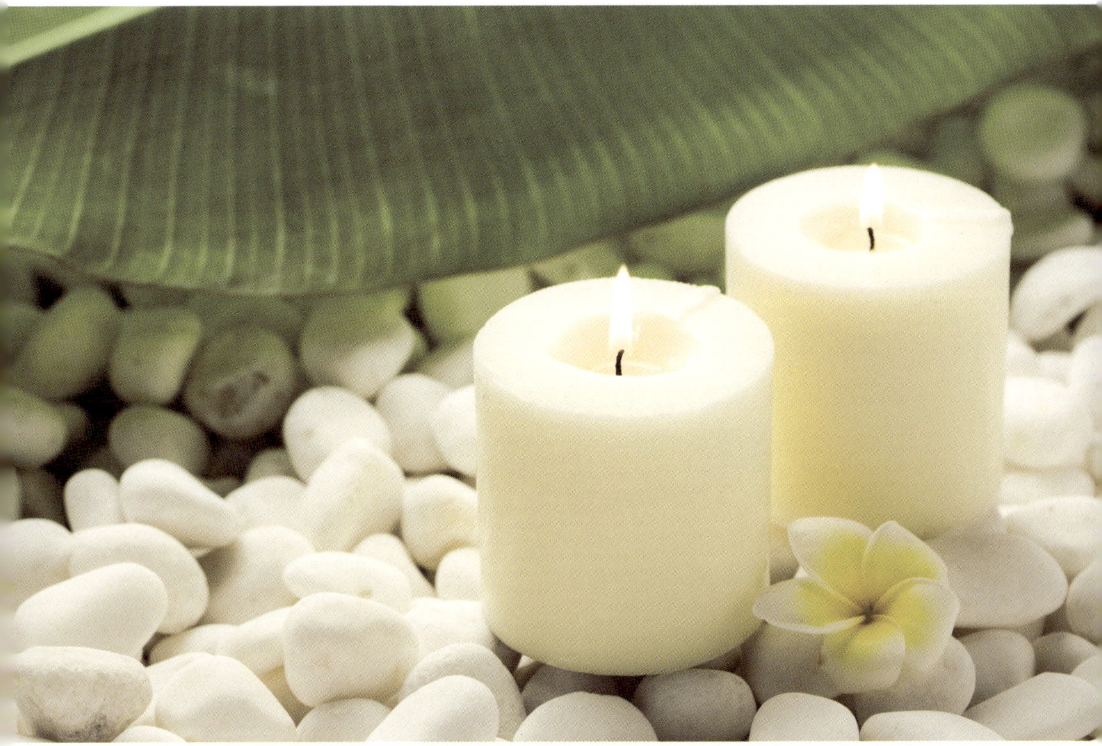

다란 냄비에 점토 반죽이 담긴 그릇을 넣고, 점토 그릇의 반 정도 높이로 물을 채운다. 냄비를 불에 올린 후 적당한 온도가 될 때까지 끓인다. 점토를 햇볕에 놓아두거나 난방기 또는 따뜻한 난로 뚜껑과 같이 약한 발열기 위에 올려두어도 충분히 점토를 가열할 수 있다.

CHAPTER 4

　몇 차례 사용할 수 있을 만큼의 점토를 미리 준비해두었다 해도 모든 찜질제를 미리 데우지 않는다. 점토는 두 번 가열하지 않는 것이 좋다. 이런 경우 준비한 찜질제를 뜨거운 물이 든 팬의 뚜껑 위에 올려놓는다. 찜질제의 온도를 자연스럽게 높이려면 치료 부위에 아주 뜨거운 젖은 붕대를 감거나 뜨거운 물 팩을 사용한다. 처음 점토를 가열할 때 겪게 되는 어려움은 차가운 점토가 피부에 닿을 때 느끼는 환자들의 불쾌감은 방지할 수 있지만 점토가 식는 것까지는 막을 수 없다는 점이다.

:: **점토로 붕대를 만들어봅시다**

　점토 붕대를 만들려면 찜질제를 만들 때보다 물의 양을 늘리고 점토의 양을 줄여 보다 묽은 점토 용액을 만든다. 사용 직전에는 용액이 잘 섞이도록 저어준다. 내용물이 붕대에 잘 점착해야 한다. 붕대를 점토 용액에 담갔다가 물기를 약간 짜낸 후 치료받을 부위에 올린다. 필요할 경우 피부 위에 천을 덧대도 좋다.

:: 점토 찜질, 제대로 알고 해야 효과도 배가 된다

두 번이나 네 번 정도 접은 천을 테이블 위에 올려둔다. 이때 접은 천은 치료 부위보다 넓어야 한다. 팔레트 나이프나 나무 스푼(금속이나 플라스틱 재질은 피하라)을 이용해 준비한 천 위에 점토를 고르게 펴 바른다. 점토의 두께는 필요에 따라 약 0.5센티미터(1/4인치)에서 2.5센티미터(1인치)까지 조절할 수 있다. 그러나 연고처럼 바르면 좋은 결과를 기대하기 어렵다. 점토는 종기 등의 치료를 제외하고 2.5센티미터의 두께로 10×20센티미터의 치료 부위에 발라도 쉽게 떨어지지 않으며, 종종 20×30센티미터나 되는 부위에 사용하기도 한다.

점토를 좀 더 쉽게 다루기 위해 밀기울이나 아마 가루를 섞어 가제에 싸는 사람들도 있는데 이는 옳지 않은 방법이다. 궤양이나 외상이 있는 부위에 직접 찜질을 했을 때는 찜질을 했던 자리에 점토의 잔여물이 남게 되는데, 이때 잔여물은 다음 찜질 시 자연스레 점토에 흡수된다. 가제나 천을 피부에 덧대었을 경우 찜질제가 피부에 덜 달라붙을 수도 있고, 공기의 순환으로 인해 찜질제가 차가워지거나 효능이 다소 떨어져 불쾌감을 불러일으킬 수도 있다. 그러므로 점토는 효과적인 기능을 위해 피부에 직접 바르는 것이 좋다. 해당 부위에 직접 찜

CHAPTER 4

질을 하여 접촉도를 높여주면 몸에 잘 붙어 쉽게 떨어지지도 않는다.

이렇게 직접 접촉하는 방법에는 또 한 가지 중요한 면이 있다. 바로 치료 시간을 결정하기에 수월해진다는 것이다. 피부에 직접 부착한 점토는 효능이 다 한 후 잘 익은 과일이 나무에서 떨어지듯 저절로 떨어진다. 종기나 탄저병 등에 부착할 경우 점토가 너무 되지 않더라도 20~30분 후면 저절로 떨어진다. 점토가 저절로 떨어진다는 것은 효력이 다 되었다는 뜻이다. 효력이 다 된 점토라고 해서 급히 떼어낼 필요는 없다(특히 밤에 점토가 저절로 떨어지는 현상을 억지로 막으려고 하지 마라). 치료에 필요한 최소 시간을 항상 염두에 두는 것이 중요하다.

점토가 정상적으로 제 기능을 발휘하고 있다면 그것을 제거해야 할 시점에는 거의 다 마른 상태가 된다. 이때 찜질제는 쉽게 떨어지고 피부에 남는 잔여물의 양도 최소화된다. 쉽게 떨어지지 않으면 점토와 피부에 물을 약간 붓는다. 남아있는 점토 잔여물을 살살 긁어내고 찬물이나 미지근한 물로 닦아준다. 이때 비누는 사용하지 않는다. 알코올이나 화장수도 사용하면 안 된다. 그러나 체모가 많은 부위나 찜질을 하기 어려운 부위 또는 혼자 찜질을 해야 하는 경우에는 모슬린

천이나 가제, 다른 가벼운 천을 점토와 피부 사이에 덧대도 괜찮다.

찜질제나 붕대를 치료 부위에 올려놓은 후에는 마른 천으로 덮고 다음과 같은 것으로 고정시킨다.

- 에이스 붕대(신축성 붕대, 상표명)와 같이 얇은 천으로 만든 붕대
- 치료 부위가 신장, 복부, 폐일 경우 플란넬이나 다른 따뜻한 천으로 만든 작은 붕대
- 치료 부위가 일반 붕대로 고정하기 어렵거나 작은 국소 부위라면 점착성이 있는 붕대
- 회음부나 직장 부위라면 'T'자형 붕대

목덜미를 치료해야 할 경우 목이 아니라 이마에 붕대를 감는다.

종기나 다른 화농성 상처로 염증이 생긴 부위에 점토를 붙일 때는 천 대신 양배추 잎으로 점토를 덮어주는 것이 좋다. 이런 경우에는 점토가 매우 빨리 건조되기 때문에 신선함을 오랫동안 유지시켜 주는 양배추 잎을 사용하면 점토의 건조 속도를 늦춰준다. 조금 더 넓은 부위에 밤새도록 찜질이 필요한 경우에도 양배추를 사용할 수 있다. 양배추 잎을 이용하지 않으면 점토가 매우 급속히 건조될 것이다.

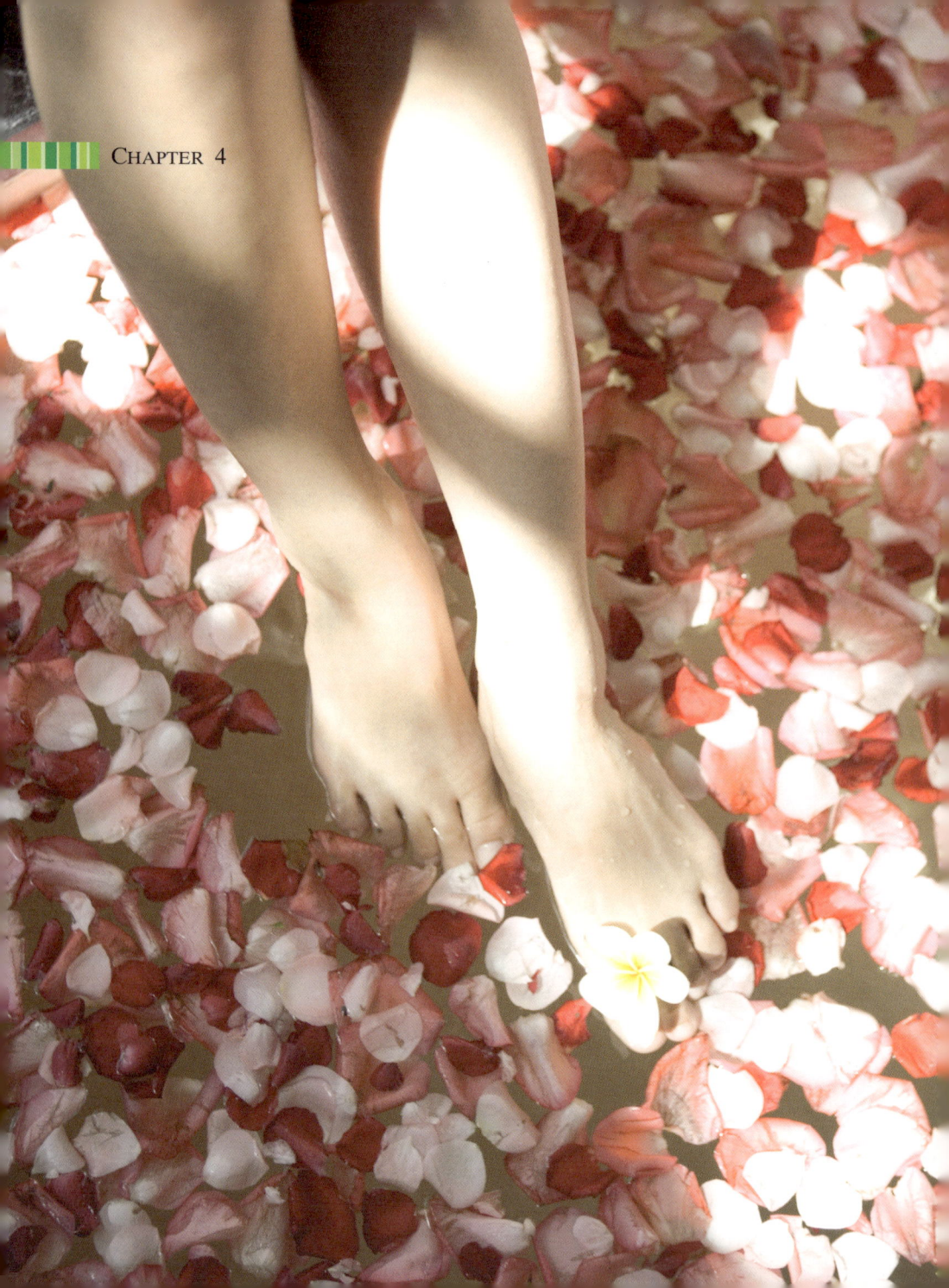

Chapter 4

:: **얼마나 오랫동안 얼마나 자주**

    치료기간과 주기는 질환의 종류와 질병의 정도, 환자의 체질, 점토에 대한 반응, 치료 부위의 넓이 등과 같이 모든 변수에 따라 달라질 수 있다.

    어떤 병이냐에 따라 치료 시간은 한 시간이 될 수도 있고 하룻밤이 꼬박 걸리기도 한다. 때문에 내과계통(간, 신장, 위 등)의 치료가 필요할 때는 최소 2시간에서 3~4시간까지 찜질을 하기도 한다. 식사 전후에는 시간 간격을 많이 두는 것이 좋다. 상대적으로 큰 질병을 치료할 때는 그에 대한 반응도 중요하다. 그리고 빈번하게 새로운 찜질제로 교체할 경우, 특히 환자가 평소와 같은 활동력을 유지할 때는 너무 오랫동안 치료를 지속하면 오히려 체력 저하의 위험이 따른다는 점을 명심한다. 찜질은 대개 하루에 한 번 하는 것이 적당하지만 침대에 누워있거나 활동을 거의 하지 않는 환자는 피로나 불편함을 느끼지 않는다면 하루에 두 번 하는 것도 나쁘지 않다.

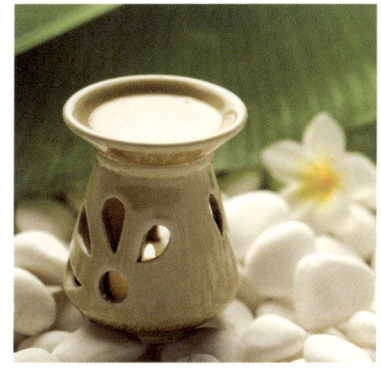

CHAPTER 4

　　조직의 재생이나 석회질이 빠진 골 조직의 회복(척추 등)을 목적으로 치료를 할 때는 밤새 찜질을 해도 좋지만 찜질제가 수면을 방해하거나 차가워지면 밤에라도 제거해야 한다. 반면에 농양이나 화농성 궤양을 치료할 경우에는 가능하면 낮과 밤을 가리지 않고 치료가 끝날 때까지 시간마다 찜질제를 갈아주거나 무명천을 피부에 덧댄다(단 한 시간 반 가량). 밤에는 묽은 점토 물에 적신 붕대로 바꾸어 한두 번 갈아준다. 조직이 회복되기 시작하면 밤 동안 매 두 시간마다 마른 붕대로 찜질제를 바꾼다.

　　점토는 환자의 건강상태나 주거환경, 치료방법 등 여러 가지 고려해야 할 사항들을 무시하는 다른 일반 치료법들과 다르다. 좋은 결과를 얻기 위해서는 개개인에게 맞는 치료방법이 필요하고, 적당한 치료방법을 결정하기에 앞서 몇 가지 시도를 해보아야 한다.

　　기후와 마찬가지로 계절 또한 찜질제의 온도를 결정하는 데 매우 중요한 역할을 한다. 예를 들어 여름이나 따뜻한 지역에서는 쉽게 할 수 있는 냉찜질도 계절이나 기후가 바뀌면 하기 힘들어진다. 간 울혈은 차가운 점토에 좋은 반응을 보이지만 담낭이 막히면 대개 뜨거운 찜질을 한다.

제대로 소화되지 않은 음식물이 체내에서 부패하면 체온이 상승하는데 이럴 때는 아랫배에 1인치(2.54센티미터) 두께의 점토로 냉찜질을 해야 한다. 점토를 피부와 직접 닿게 하거나 체모가 많다면 가제를 덧대도 좋다. 반대로 방광이나 난소와 같은 특정 환부에 냉찜질을 하게 되면 견디기 힘들 뿐만 아니라 복통이나 다른 문제들까지 야기할 수 있다. 이런 경우에는 미지근하거나 뜨거운 찜질제를 사용해야 한다.

간과 위를 치료하기 위해 아랫배에 찜질을 할 경우에는 식사 시간과 시간적인 간격을 충분히 두어야 한다. 원칙적으로 음식물을 소화시키는 시간은 철저하게 피하는 것이 좋다. 음식물 섭취 후 냉찜질은 최소 두 시간, 온찜질은 한 시간의 여유를 두고 시작한다. 식사 전이라면 음식물을 섭취하기 한 시간 전에 찜질을 중단한다. 이는 찜질로 인해 일어나는 신체 반응이 소화과정이 시작되는 시점과 중복되는 것을 방지하기 위함이다. 일반적으로 아랫배는 다른 치료들보다 앞서 가장 먼저 치료를 시작해야 하는 부위이다. 그러나 월경기간에는 열이 있을 때를 제외하곤 아랫배에 점토 찜질을 하지 않는다.

CHAPTER 4

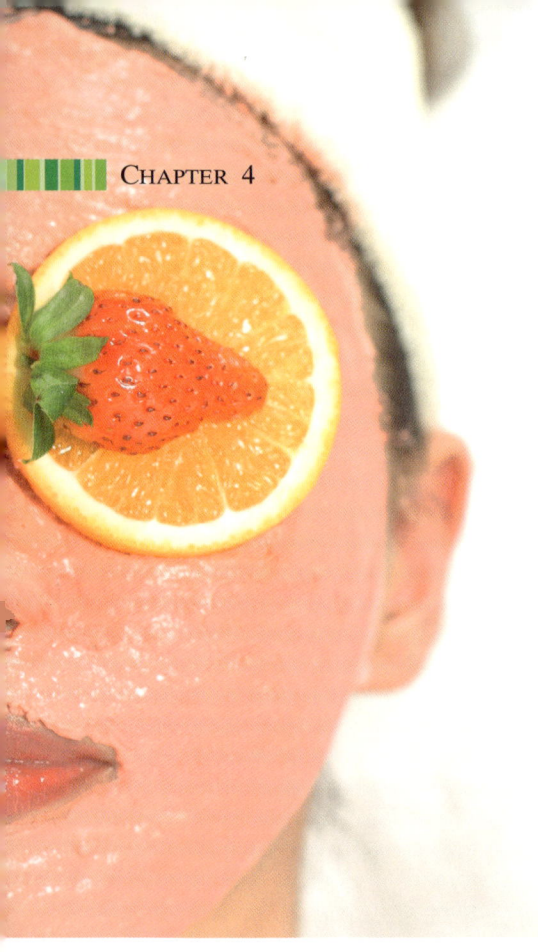

:: 점토가 역반응을 불러올 수
도 있다?

유기체를 직접 재생하거나 해로운 물질을 제거하는 모든 천연요법에는 역반응이 나타날 수 있다. 예컨대 정맥류성 궤양도 처음에는 증상 부위가 넓어지면서 주변의 죽은 세포들이 떨어져 나가고, 피부가 붓고 고름이 일거나 출혈이 생길 수 있다. 이에 동반하여 어떤 때는 통증도 심해지지만 결국 나중에는 가라앉으면서 서서히 사라지고 궤양도 완치되어 건강한 조직들이 재생된다.

그러므로 천연요법을 시작하기 전에 그에 따르는 다양한 증상들과 치료의 전개과정에 대해 충분히 정보를 수집해두어야 한다. 어떤 반응을 사전에 미리 예견할 수 있다면 그 반응을 다스리기도 보다 수월

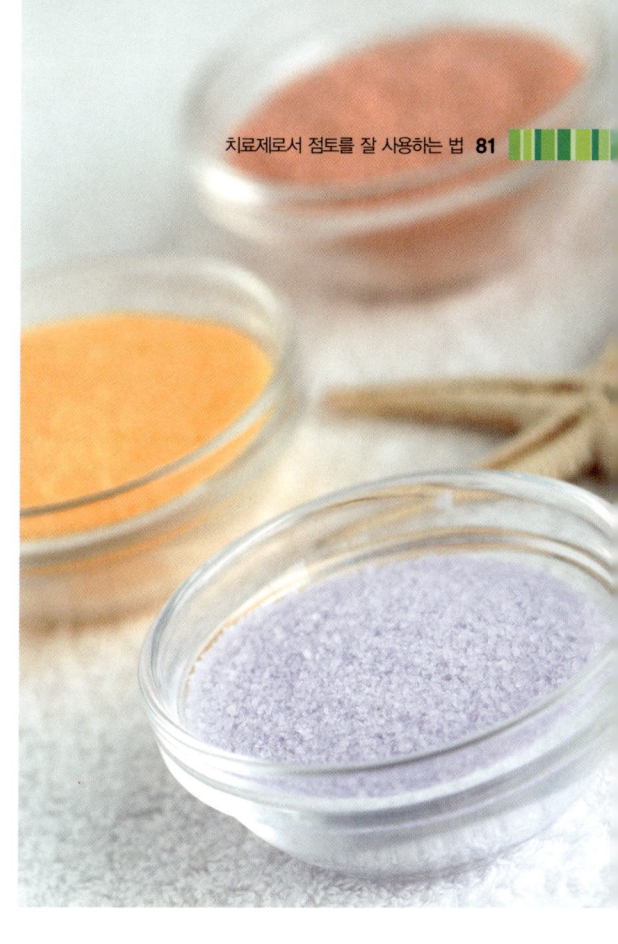

해진다. 이러한 반응들을 두려워해서는 안 된다. 오히려 이런 반응들은 치료가 제대로 되고 있다는 신호가 되기도 한다.

물론 격렬한 반응은 결코 좋은 현상이 아니다. 반응이 너무 강하면 주저 말고 가라앉힐 수 있는 방안을 찾는다. 통증이 너무 심할 경우 밀기울과 담쟁이덩굴 잎을 혼합한 찜질제로 교체한다. 점토 자체가 불쾌한 징후들(신경질, 가려움, 데인 듯한 느낌, 체온저하 등)을 유발한다면 찜질을 중단하는 것이 좋다. 이러한 증상들이 사라지면 자신이 감당할 수 있는 범위 내에서 다시 찜질을 시작한다. 그러나 이런 경우 찜질로 인해 격렬한 통증이 가라앉는 경우가 훨씬 더 많다.

CHAPTER 4

　점토의 첫 번째 역할은 비정상적인 입자들이 치료 부위로 흘러들어가 궤양을 치료하는 것이다. 그러나 앞서 말한 것처럼 초기에는 궤양이 확장되는 증세가 종종 나타난다. 그러므로 가장 좋은 방법은 가벼운 효과를 낼 수 있는 아주 작고 얇은 크기(1.2센티미터보다 작게)로 찜질을 시작하는 것이다. 그렇게 며칠이 지나면 우선 찜질제의 크기를 늘리고 그 다음에 순차적으로 두께를 늘린다. 찜질의 크기(길이 8~12인치(약 20~30센티미터), 너비 6~8인치(약 15~20센티미터), 두께 3/4~1인치(약 2~2.5센티미터))가 정점에 도달할 때까지 점차적으로 조절한다. 크기와 두께는 동시에 늘리면 안 되고 전체적으로 치료과정에서 환자가 다른 문제나 장애, 역반응을 일으키지 않고 잘 견뎠는지 살피면서 그에 따라 조정한다.

　치료에 앞서 환자에게 완화제 작용을 하는 차나 과일, 레몬 치료, 채식요법, 그리고 점토 음용 등을 권하는 것도 신체의 독소를 감소시키는 데 아주 좋은 방법이다. 일단 치료를 시작하면 일시적으로라도 중단하면 안 된다(역반응이 없다고 가정했을 때). 점토는 매우 활동적인 치료제다. 점토 치료는 몸 전체에 연쇄 반응을 불러온다. 일단 시작된 반응을 멈추게 하는 것은 위험할 수 있다. 출발한 기차를 갑자기 멈추게 할 수 없듯이 기차는 꼭 목적지에 도달해야만 한다. 점토 치료에 있어서 목적지는 건강이다.

점토의 작용은 매우 강력하기 때문에(치료에 따르는 반응과 점토가 방출하는 에너지 측면) 동시에 두 군데 이상 치료하는 것은 금물이다. 아랫배에 점토 찜질을 했다면 찜질이 끝난 후 한 시간 이상 기다렸다가 다른 부위에 찜질을 한다. 기다리는 시간은 질병에 따라 30분까지 축소될 수도 있다.

원칙적으로 점토 찜질이 다른 문제나 통증을 유발하는 일은 없어야 한다. 예를 들어 농기나 종양에 부착한 점토가 한 시간 반 만에 고름을 씻어냈다면 예정된 시간이 될 때까지 기다리지 말고 찜질을 중단한다. 척추의 경우에는 뜨거운 찜질을 했는데도 체온이 떨어진다고 느껴지면 밤새 내버려 두지 말고 지체 없이 중단하는 것이 좋다. 발열 증상이 있거나 열이 심한 부위에 점토 찜질을 할 때는 점토가 따뜻해지기 전에 제거할 필요가 있다. 반면에 조직의 재생을 위해, 다시 말해서 열을 내는 것이 목적이라면 점토가 차가워지기 전에 중단해야 한다.

또한 간혹 참기 어려운 가려움증을 동반한 발진이나 붉은 반점이

CHAPTER 4

생길 수 있다. 이것은 체내 부위에서 흘러나온 산 성분이 점토의 영향을 받은 조직을 통과하기 때문이라고 전해진다. 점토 치료가 끝나면 자연스레 가려움도 멈추는 것을 보면 이 가설은 상당히 신빙성이 있어 보인다.

포마드 기름(머리털에 바르는 반고체의 진득진득한 기름)과 같은 농도가 될 때까지 점토에 미지근한 물 한 큰 술을 조금씩 잘 섞어 찜질을 하면 발진이 감소하고 가려움도 완화될 수 있다. 천을 이용해 점토가 옷이나 침대 시트에 닿지 않도록 주의한다. 허브 차도 함께 마시면 좋다. 치료가 끝나갈 때쯤에는 갑자기 중단하지 말고 점차적으로 줄여나간다(매일 하다가 일주일에 두 번 정도). 상처나 질환이 완전히 사라질 때까지 긴장을 늦추지 말고 집중적으로 계속 치료한다. 상처 위로 돋는 새 피부가 완전히 깨끗하게 자리 잡을 때까지 모든 과정이 완전히 끝나면 치료를 멈춘다.

:: 사용한 점토는 과감히 버려라

사용한 점토는 버린다. 그 흙은 이미 생명력을 잃었을 뿐 아니라 독소를 가득 품고 있다. 궤양이나 다른 질병에서 한 번 사용한 점토는 다시 사용할 수 없으며, 사람들의 손이 닿지 않는 곳에 버리는 것이 최선의 방법이다. 말려서 다시 사용할 수 있는 천은 세탁한다.

한편에서는 점토가 본래의 요소들이나 그 요소들을 지닌 천연 '자양물'에 노출될 경우 본래의 성질을 회복하고 점토가 지닌 잠재력의 대부분을 다시 얻을 수 있다는 주장도 나오고 있다. 그러나 이것은 아직까지 시험과 검증을 거쳐야 할 문제이다. 어쨌든 그런 기능을 회복하기까지는 상당한 시간이 소요될 것은 자명하다.

CHAPTER 5

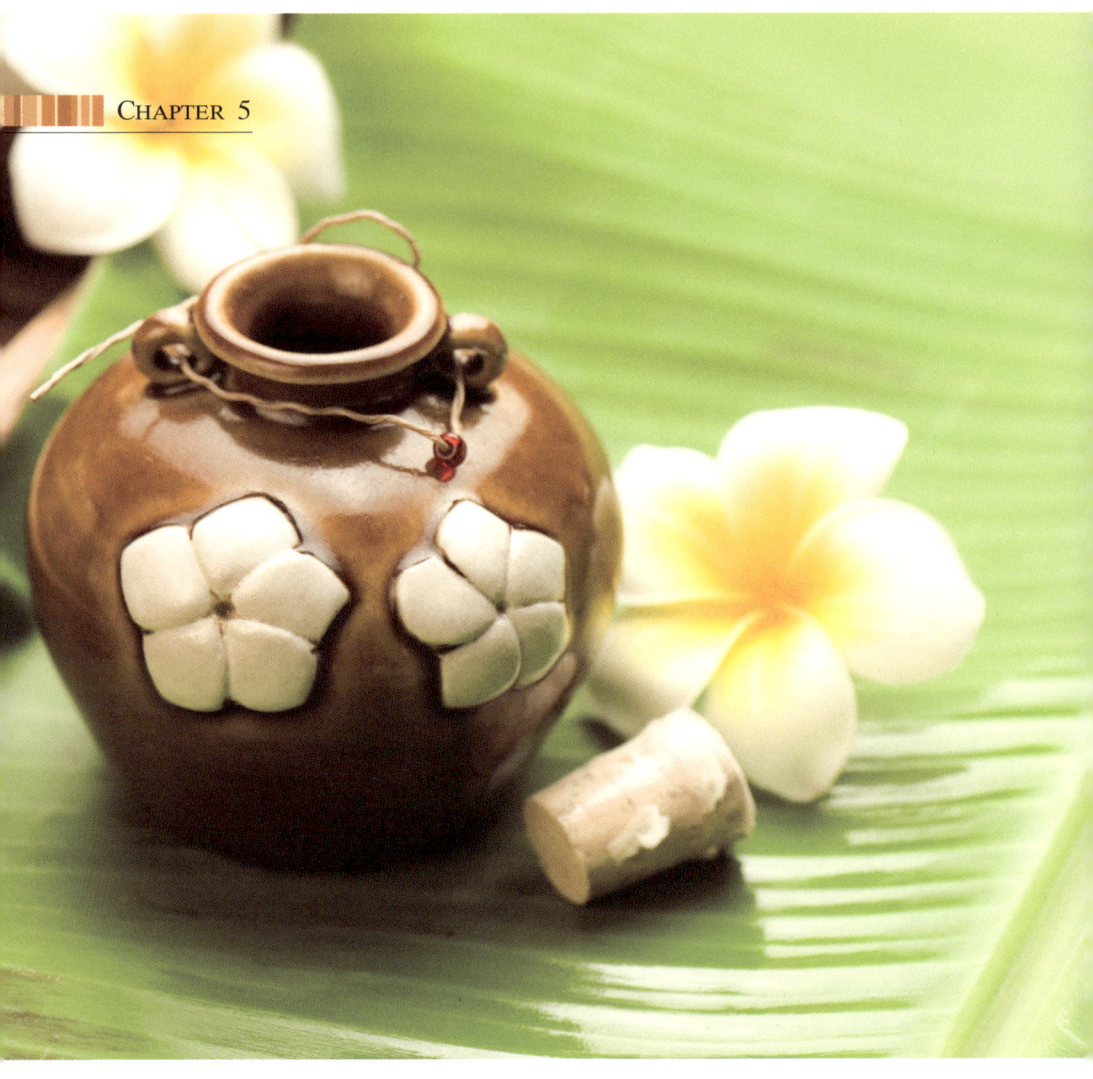

5. 질병에 따른 점토의 치료

점토는 화상 치료에 탁월하고 흉터도 덜 남는다. 특히 화상 직후일 때는 효과가 훨씬 탁월하다.
점토는 다른 감염의 위험을 제거하고 불순물과 화상으로 인해 생기는 이물질들을 흡수한다.

점토의 치료와 질병

여기서 모든 유형의 질병에 대해 언급하기에는 좀 곤란하다. 일부 질병은 점토 치료를 이용한 선례가 없기 때문에 섣불리 이야기하기에 다소 무리가 있다. 그러나 입소문이나 다른 경로를 통해 여기서 소개된 질병들 외에 다른 증상들도 점토의 효능이 발휘될 수 있는 것은 유효하다. 점토는 여러 항체를 지닌 치료제이다. 특히 혈액 정화에 뛰어난 기능을 보이기 때문에 다른 질병들에 대해서도 경이로운 치유력을 보일 것이라 확신한다. 하지만 점토의 효능을 믿고 환자의 치료에 활용하는 것은 어디까지나 여러분들의 선택이며 자유이다. 아무 생각 없이 실험적으로 점토를 새로운 질병에 적용하도록 강요해서도 안 된다. 먼저 다양한 정보와 자료들을 수집해서 질병과 증세가 자신과 일치하거나 유사한지 살펴보아야 한다.

일단 점토 치료를 받기로 결정했다면 처음부터 너무 과도하게 치

CHAPTER 5

료를 진행하지 말고, 기간을 짧게 정해 가볍게 시작한다. 점토는 매우 강하게 작용하므로 고혈압이 있는 사람은 혈압이 높아진다. 그러므로 고혈압이 있는 사람들은 점토를 마실 때 주의를 기울여야 한다. 이런 특정한 증상을 지닌 사람들은 점토를 너무 많이 섭취하지 않도록 조심한다. 이럴 때는 묽은 액체상태로 섞어 마시는 것이 가장 좋은 방법이다.

오직 점토만으로는 병을 치료할 수 없다는 것을 확실히 해둔다. 정확히 말해 병을 치료하는데 점토가 상당한 도움이 되었다는 사실을 알려주고 싶다. 병을 치료하는데 있어 본인 스스로가 책도 많이 읽고 가급적 채식 위주의 식사를 해야 하듯이 많은 노력이 필요하다. 이렇게 할 때만이 비로소 병은 완치될 수 있다.

:: 농양과 종기

적당한 약초로 간의 배출 작용을 높이는 처방이 병행되어야 한다. 장과 신장, 담낭 역시 정화되어야 한다.

매일 아침 빈속에 점토 용액을 마신다. 점심 식사를 하기 전에 간에 좋은 허브를 섭취하고, 저녁 식사 전에는 혈액 정화에 좋은 음식을 먹거나 허브 차를 마신다. 저녁 식사 후에는 레몬을 섞은 뜨거운 물을 마신다(물 한 잔에 레몬 반 개 정도의 즙). 잠자리에 들기 전에는 간 부위에 찜질제를 올려둔다.

종기가 있는 부위는 건드리지 않도록 주의한다. 청결과 정화에 민감한 부위이므로 상처 치료가 지연될 수 있다. 환부에 찜질을 할 때는 상태에 따라 한 시간마다

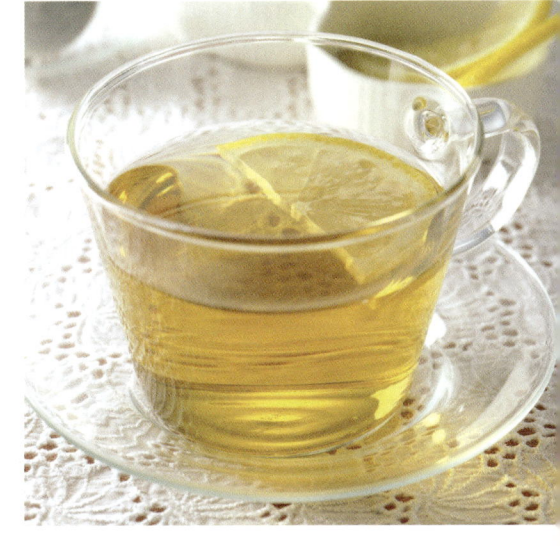

찜질제를 새로 갈아준다. 점토는 매우 빨리 마르기 때문에 약간 묽게 준비한다. 점토는 감염 부위의 고름 배출 통로를 통해 고름을 없애는 데 큰 역할을 한다. 콕콕 쑤시는 통증이 느껴질 때까지 찜질을 한다. 그리고 잠시 점토 치료를 중단하고 삶은 양파로 찜질한다. 또는 소금 1~2티스푼을 약간의 물에 희석시킨 후 불에 올려 계속 저어주면서 걸쭉해질 때까지 점토 파우더를 넣는다. 한동안 계속 젓다가 가열을 멈춘다. 피부에 얇은 천을 대고 아주 뜨거운 상태로 바른다. 밤에 한

CHAPTER 5

번, 아침에 한 번 발라주면 좋다. 도포 후에는 밤새 떨어지지 않도록 주의한다. 양배추 잎도 점토 찜질의 좋은 대체품이 될 수 있다. 레몬 주스와 물을 같은 비율로 섞은 용액에 양배추 잎을 푹 담궈 몇 시간 동안 끓인 후 바른다.

일단 종기가 '무르익으면' 즉 피하에 고름이 뭉치면 낮 시간 동안 다시 점토 찜질을 시작한다. 밤에는 젖은 커다란 붕대(점토 물에 적신 무명천)를 이용한다. 통풍이 되지 않는 천은 사용하지 않는다. 차라리 통풍이 잘 되는 양배추 잎을 붕대 대용으로 쓰는 것이 낫다. 양배추 위에 무명천을 덮어둔다. 치료 부위는 수분을 유지해주어야 고름 배출구가 닫히지 않고 배출되지 않은 고름이 다시 안으로 들어가지 않는다.

농양이나 종기를 모두 짜낸 후에도 점토 치료를 지속하면 흉터를 상당히 줄일 수 있다. 찜질 사이사이에 간격을 많이 두고, 한 번 찜질을 할 때는 2~4시간 동안 지속한다. 한 번 찜질이 끝날 때마다 끓이지 않은 소금물(물 1쿼트(약 0.95리터)에 소금 한 줌)로 치료 부위를 씻는다.

:: 여드름

대개 여드름은 청소년기의 산물이라고 여겨지지만, 모든 연령대의 사람들이 여드름으로 고생하고 있다. 나이가 든 후에 생기는 여드름은 다른 형태로 발생한다. 다양한 각질성 지루가 노란 빛이나 잿빛 딱지의 형태로 코와 뺨 등에 나타난다. 모든 경우에 있어서 여드름을 치료하는 가장 중요한 단계는 장 기능을 회복하는 것이다. 배변이 원활하지 않거나 변 상태가 고르지 않을 경우, 변의 색이 너무 옅거나 진한 경우도 장 기능에 이상이 있음을 의미한다.

매일 아침 빈속에 점토 물을 반 잔씩 마시면 대부분의 유독 성분을 제거할 수 있다. 아침마다 올리브 오일과 레몬주스(각각 한 스푼씩 섞음)로 간을 자극하되 일주일 단위로 점토 물과 번갈아 마신다. 과일과 채소(주로 날 것), 곡류, 건과류, 요구르트, 유제품(버터를 뺀 우유)과 신선한 달걀(반숙) 등만 섭취한다. 설탕 대신 꿀을 이용하되 아주 적은 양만 먹는다.

:: 알레르기

인체는 독소로 가득하다. 이런 독소를 제거하지 않고서는 알레르

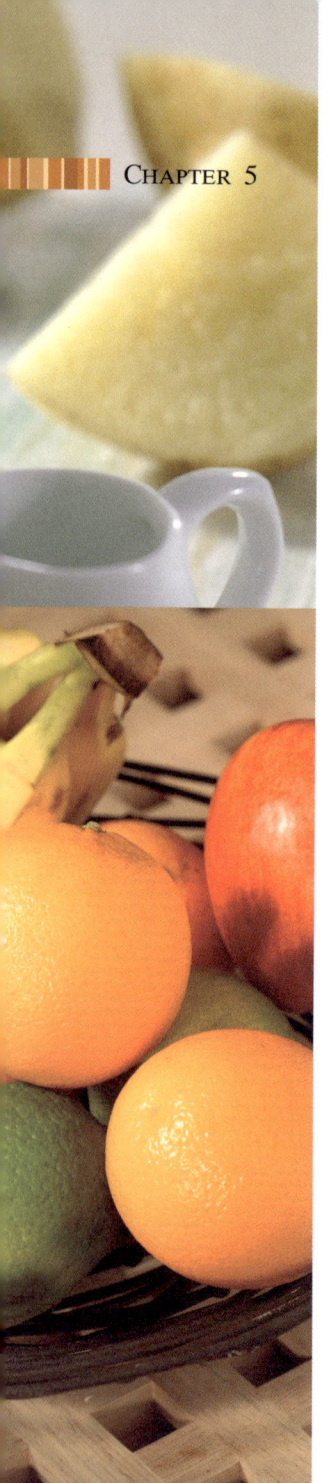

CHAPTER 5

기를 완치할 수 없다. 매일 아침 점토 물을 반 잔씩 마신다. 잠들기 전에 간 부위에 점토 찜질을 하면 매우 좋은 효과를 볼 수 있다. 물과 레몬주스를 섞어(뜨거운 물 한 잔에 레몬 반 개 정도의 즙) 마신다. 물에 사과식초를 섞어도 좋다.

:: 알칼리 혈증

알칼리 혈증은 산성이 매우 취약한 경우에 종종 나타난다. 건강하고 균형 잡힌 식습관을 지닌 사람의 혈액은 알칼리성이다. 나쁜 질병에 걸리지 않는 대부분의 이유가 바로 이 때문이다.

알칼리 혈증은 칼륨과 나트륨이 제대로 교환되지 않는 과도 알칼리성의 상태로, 치료를 요한다. 알칼리 혈증이 있는 경우 신경과 근육, 각 기관이 정상적으로 질병의 증식을 막지 못해 매우 위험하게도 질병에 쉽게 감염된다. 칼륨과 나트륨이 정상적으로 교환되면 인체는 질병에 대해 항상 경계상태를 유지하여 심각한 감염을 예방할 수 있다.

　채소와 과일, 곡류(메밀, 현미, 호밀, 기장)를 주식으로 하는 건강한 식단을 마련하는 것 외에도 가급적 아침마다 점토 물을 한 잔씩 마신다. 뜨거운 물에 레몬 반 개를 즙을 내어 이틀에 한 번씩 마셔주는 것도 좋다.

:: 빈혈

　혈액은 간을 통과하면서 정화되고 완전한 상태가 되며, 대부분의 영양소도 공급받는다. 또한 간은 적혈구를 형성시키는 요소를 생산하고 철 함유량을 조정한다. 이런 작용들이 몸에서 원활하게 진행되지 않으면 빈혈이 생긴다.

　송아지 간에는 동화 작용을 방해하는 위험한 성분이 다량 들어있으므로 빈혈을 없애려고 송아지 간을 먹는 것은 쓸모없는 일이다. 가장 바보 같은 짓은 강장제 역할을 하는 식품을 가능한 한 많이 섭취하려고 하는 것이다. 빈혈은 몸 전체가 불완전한 상태임을 뜻한다. 따라서 충격이 없는 식단 변화가 필요하다. 효력이 너무 강한 음식은 오히려 상태를 악화시킬 수 있다.

Chapter 5

- 매일 아침 빈속에 점토 물을 마신다.
- 녹색 채소와 곡류를 많이 섭취한다.
- 소화과정을 돕는 허브 요리도 많이 접하는 것이 좋다.

:: 관절염

관절염은 대개 관절에 나타나는 염증성 질환이다. 처음에는 활액(윤활유) 분비 장애가 연골에 영향을 미치고 다음에는 뼈로 확대된다. 결국 기형이나 관절경직으로 이어진다. 주로 산화 작용을 하는 음식물을 섭취했을 때 과다 발생한 질소가 변형되어 혈중 산성 노폐물이 과도하게 쌓이거나 근육 운동에서 발생한 산성 찌꺼기들이 많이 존재할 때 관절염이 나타난다. 여기에 음식이나 알코올, 커피 등을 통해 직접 섭취한 산 성분도 많은 영향을 미친다.

가장 먼저 해야 할 일은 전분이나 설탕, 흰 빵, 고기 등 모든 산성 음식을 배제한 건강 식단을 짜는 것이다. 허브 차를 마셔 간과 신장을 청소한다. 증상이 가장 심한 곳에는 점토 찜질을 한다. 찜질은 3~4시간 동안 지속한다. 효과가 매우 탁월하다. 종종 잠자리에 들기 전에 찜질을 시작해 밤새 놔두는 것이 보다 효과적이다.

:: 잇몸 관절염

　잇몸 관절염이 있으면 치아가 헐거워지고 나중에는 잇몸이 더 이상 치아를 지지하지 못해 결국 이가 빠지고 만다. 치아가 헐거워지면 음식물 찌꺼기가 잇몸과 치근 사이에 끼어 해로운 세균이 염증과 부패를 일으킨다. 헐거워진 치아를 정상으로 회복하는 일은 매우 드물지만, 이를 뽑기 전에 반드시 몇 가지 시도를 해본다.

　점토 치약을 사용한다. 소금물이나 레몬을 섞은 물로 입 안을 헹군다. 칫솔모는 중간 정도의 강도를 지닌 것을 쓴다. 치아는 수직 방향으로 힘껏 닦는다(좌우 칫솔질은 절대 금물). 출혈이 있어도 걱정할 것 없다. 치아가 아니라 잇몸에 칫솔질을 하며 처음에는 잇몸의 뿌리 부분에서 시작한다.

　양치를 한 후에는 양 엄지손가락으로 잇몸을 마사지한다. 윗잇몸은 위에서 아래 방향으로, 아래 잇몸은 아래에서 위쪽 방향으로 문지른다. 마사지를 하는 이유는 잇몸을 회복시키고, 잇몸과 치근 사이에 들러붙은 음식물 찌꺼기를 제거하며, 조직을 단단하게 만들기 위해서이다. 상태에 따라 이런 식의 마사지를 하루 2~3회 해준다(레몬수나 소금물을 이용). 마사지 외에도 소금물(물 한 잔에 바다소금 1티스푼)로 입

CHAPTER 5

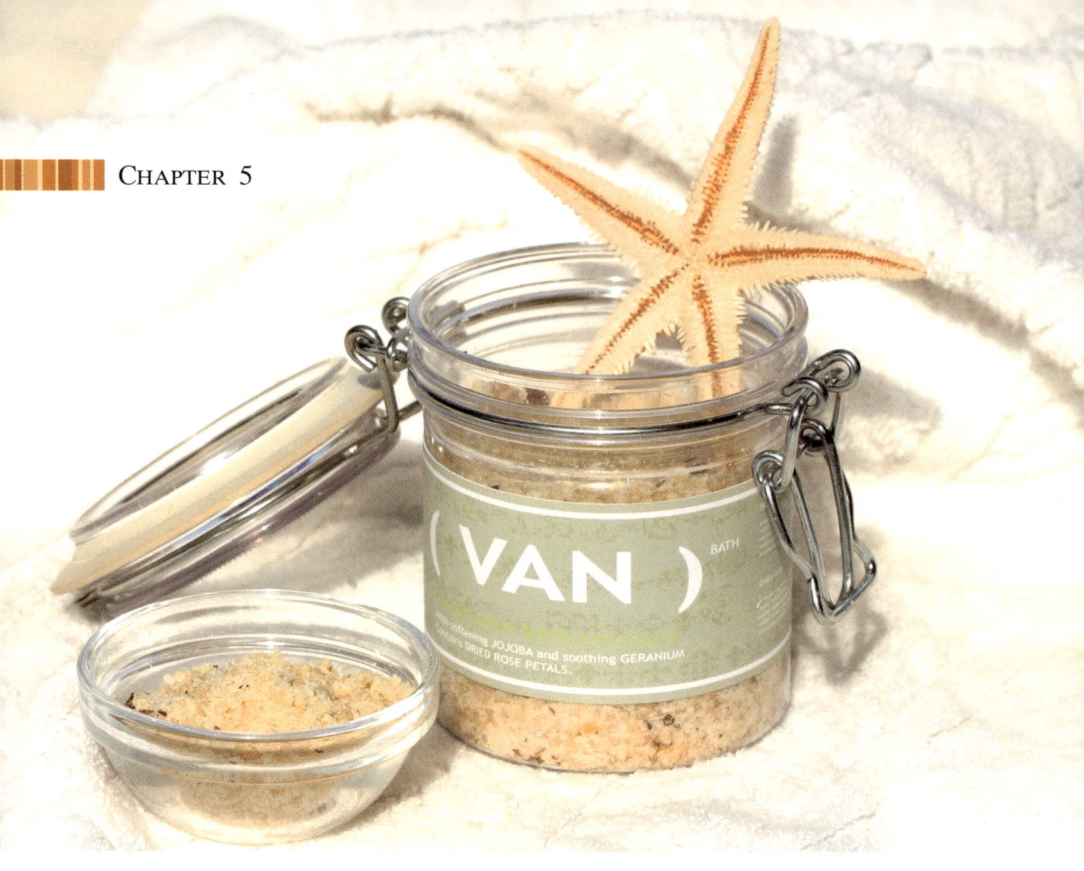

안을 씻어주면 좋다. 또는 잠들기 전에 점토를 입에 넣고 빤다.

:: 멍과 좌상, 타박상

인대와 혈관이 파열되거나 신경이 다쳤을 때 멍이 들거나 부어오르는 증상을 무시해서는 안 된다.

충혈된 단계에서 치료하려면 차가운 상태의 점토를 $\frac{1}{2}$~1인치(1.2~2.5센티미터) 두께로 만들어 찜질한다. 2시간 정도 지속하거나 점토의 차가운 기운이 금방 빠지거나 마를 경우에는 찜질 시간을 줄인다. 찜질을 계속해도 위험요인은 없다. 찜질을 더 많이 할수록 치유도 더 빨라진다. 통증이 완전히 사라질 때까지 찜질을 지속할 필요가 있다. 매일 밤 점토 물에 적신 붕대로 밤새 찜질을 한다.

:: 화상

점토는 다른 방법들보다 화상 치료에 탁월하고 흉터도 덜 남는다. 특히 치료 시점이 화상 직후일 때는 효과가 훨씬 탁월하다.

차가운 점토로 두꺼운 찜질제를 만들어 상처 부위에 가제를 덮고 찜질한다. 한 시간 후 찜질제를 떼고, 만약 가제가 상처에 들러붙었을 때는 가제를 그대로 둔다. 상처 부위가 깊고 넓은 데다 헝겊이나 천이 들러붙었을 때는 천을 그대로 둔 채 처음 했던 방식대로 다시 찜질한다. 점토는 상처 부위와 적어도 3~4군데 정도는 잘 접촉되도록 올린다.

점토는 다른 감염의 위험을 모두 제거하고 불순물과 화상으로 인해 생기는 이물질들을 흡수한다. 또한 죽은 세포를 없애고 새로운 세포의 재생을 돕는다. 조직이 새로 돋아날 때까지 밤과 낮을 가리지

CHAPTER 5

않고 한 시간마다 찜질제를 바꿔준다. 그렇게 서서히 찜질 횟수를 줄여나가면서 조직 재생이 눈에 띄게 나타날 때까지 하루 3~4회 이상 실시한다. 그리고 각각 2시간 이상씩 지속해준다.

발이나 손에 화상을 입었을 경우 묽게 갠 점토 반죽에 상처 부위를 직접 담근다. 이때 흉터를 남기지 않기 위해서는 약 한 시간 정도 점토에 담근 채로 둔다. 화상 부위가 넓을 때는 커다란 점토 통을 마련하여 전신을 담그는 것이 좋다. 다른 방법들도 함께 병행하면 완전히 회복될 수 있다.

:: 귀 감염

귀가 감염되었을 경우에는 열이 높지 않다 하더라도 음식물을 먹지 않는 것이 좋다. 장 청소를 위해 물 등을 많이 마신다. 완화제와 이뇨제를 먹고 매일 아침 빈속에 점토 용액을 마신다. 레몬수(뜨거운 물 한 잔에 레몬은 최대 한 개 분량의 즙)나 백리향을 우린 물 등도 좋다.

점토 찜질은 1인치(약 2.5센티미터) 두께로 만들어 목덜미에 두른다. 찜질제가 양쪽 귀 사이 전체를 덮어야 한다. 심지어 덱스트레이트는 귀를 보호할 천이 있다면 양쪽 귀까지 모두 덮는 것이 좋다고 했다.

아랫배는 하루 3~4회, 각각 2~3시간씩 찜질을 한다. 냉수 좌욕은 순환기계를 활성화하는 데 매우 좋다. 좌욕은 2~5분이면 충분하다.

레몬 즙 몇 방울로도 좋은 효과를 볼 수 있다. 귀에 레몬 즙 몇 방울을 떨어뜨리고 천으로 덮어준다. 가능하면 점토 물에 비공(콧구멍)을 씻는 것도 좋다. 코를 점토 물에 담그고 한쪽 콧구멍을 막은 후 다른 쪽으로 호흡하여 물이 들어가게 한다. 방향을 바꾸어 반복한다. 하루에 몇 회 정도 씻어준다.

:: 습진

피부만 치료할 경우 습진을 유발하는 근본적인 문제는 더욱 악화될 수 있다. 건강한 식단과 함께 간에 특효가 있는 허브 차를 마신다.

습진에 진물이 날 경우 피부가 붉어지고 짓무른다. 습진이 마르면 작은 딱지가 되고 딱지가 떨어져 나가면서 다시 새로운 딱지가 앉는다. 마른 습진은 붉고 반질거린다. 피부는 계속 벗겨지고 재생이 반복된다.

일주일간 아침마다 점토 용액을 마시고, 그 다음 주에는 올리브 오일과 레몬 즙(레몬 즙에 오일 1티스푼)을 섞어 마신다. 잠깐씩의 좌욕으

CHAPTER 5

로 순환기계의 촉진을 돕는다. 저녁에는 간과 아랫배에 두꺼운 점토 찜질을 하되 부위는 매일 교대로 한다. 찜질제는 붕대로 고정시키고 밤새 찜질한다.

국부 치료를 위해서는 다른 방법을 시도해본다. 대개 마른 습진은 올리브 오일과 점토 혼합물(오일 2테이블스푼, 물 1테이블스푼, 점토 파우더 1테이블스푼을 잘 섞는다)로 치료가 가능하다. 감염 부위에 혼합물을 바르고 붕대로 감는다.

진물성 습진은 점토 파우더만으로도 치료할 수 있다. 그러나 염증이 있을 경우 두껍고 큰 점토 찜질제로 약 2시간 정도 찜질한다. 피부가 갈라지는 습진에는 기능성 물약을 바른다. 그리고 야생제라늄(야생 앨럼루트)과 쓴 쑥을 우려낸 물에 국부욕을 한다. 이때는 물 1쿼트(0.95리터)에 약초를 각 한 스푼 가득 넣는다. 이 약물은 피부를 씻어내고 환부를 벗겨내는 데 큰 도움이 된다. 특별한 경우에는 국부욕과 점토 오일 혼합물을 모두 이용할 수 있다. 습진 부위가 감염되었다면 물 1쿼트(0.95리터)에 회양목 잎을 한 줌 넣고 약한 불에서 10~15분 정도 끓인다. 점토 찜질 대신 이 물을 사용해도 좋다.

타는 듯한 느낌과 부어오르는 듯한 증상을 동반하여 발진이 올 경우 말오줌나무 꽃(4테이블스푼 혹은 6이나 8테이블스푼과 반죽할 수 있는 만큼의 밀가루) 혼합물로 뜨겁게 찜질한다. 혼합물에 물을 소량 넣고 몇 분간 끓인다. 무명천을 대고 뜨거운 상태로 찜질한다. 이러한 부분 치료는 많은 도움이 된다. 그러나 완전한 치료는 근본적인 문제에 대한 치료를 병행할 때에만 얻을 수 있다.

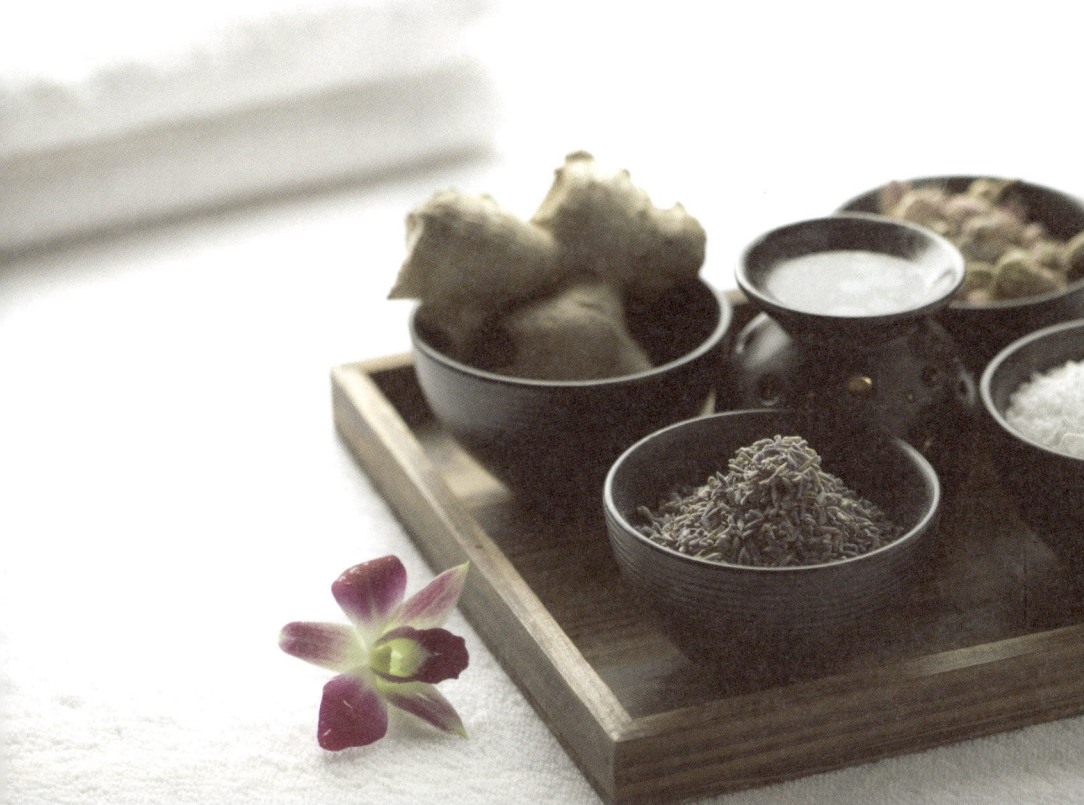

CHAPTER 5

∷ 자궁 섬유종

　대부분의 다른 질병들과 마찬가지로 섬유종도 증상에 대한 치료만으로는 효과를 얻을 수 없다. 어떤 종류이든 유해한 식품은 절대 먹어선 안 된다. 건강한 식단으로 식습관을 바꾸어라.

　레몬은 몸속에 들어있는 불필요한 물질들을 신속하게 제거하고 좋은 성분들이 몸에 정착할 수 있도록 도와준다. 가능하다면 하루 2~6개의 레몬을 먹어라.

　점토는 섬유종에 놀라운 치유 효과를 보인다. 이 경우에는 점토를 섭취하는 것이 더 좋다. 그 이유는 레몬과 동일하다. 하루 한 번씩 빈속에 점토 용액을 반 잔씩 마신다. 그리고 외상용으로 사용할 때는 다른 천연요법과 천연식품들을 병행해 치료하면 놀라운 효과를 거둘 수 있다.

　50대의 한 여성이 자궁 내 섬유종 때문에 월경기간 중 출혈량이 너무 많아 고생한 적이 있는데 지금은 점토를 통해 완치되었다. 이 여성은 점토 용액을 마시고 아랫배에 점토 찜질을 했다. 치료를 시작한 지 3달이 지난 후 한 병원에서 받은 검사 결과는 다음과 같았다. "자궁 상태가 20대와 같습니다."

또 한 여성은 난소 낭포를 앓고 있었다. 전문가들조차 수술을 꺼려하며 회복이 불가능하다고 여길 정도로 상태는 심각했다. 그러나 점토 치료를 받은 지 4개월이 지나자 낭포의 크기가 현저히 줄어들었고 수술을 할 필요도 없어졌다. 계속해서 점토 치료를 한 결과 낭포는 완전히 사라졌다.

종종 몇 주만에 질병이 완치되었다는 깜짝 놀랄 만한 소식을 접하기도 하지만 대개 낭포를 완전히 제거하는 데는 몇 달 혹은 몇 년씩 걸린다(출혈이 없는 섬유종의 경우). 첫 두 달간은 월경기간을 제외하고 매일 매일 아랫배를 찜질한다. 찜질은 최소한 2시간 동안 계속한다. 잠들기 직전에 찜질을 시작할 경우 수면에 너무 방해가 되지 않는다면 밤새 지속하는 것도 좋다. 찜질제는 대략 25~30센티미터 정도 크기에 2.5센티미터 두께가 적당하다. 찜질은 피부에 잘 밀착시킨다(체모가 많은 부위에는 무명천을 덧댄다). 처음에는 차가운 점토를 이용하고 냉기를 참기 힘들다면 약간 데운 점토를 사용한다.

출혈이 심할 경우 참나무 껍질을 달인 즙을 준비한다. 물 1쿼트(약 0.95리터) 당 4온스(약 113그램)의 비율로 준비해 10~15분간 끓인 후 천천히 장시간에 걸쳐 질 세척제로 사용한다.

CHAPTER 5

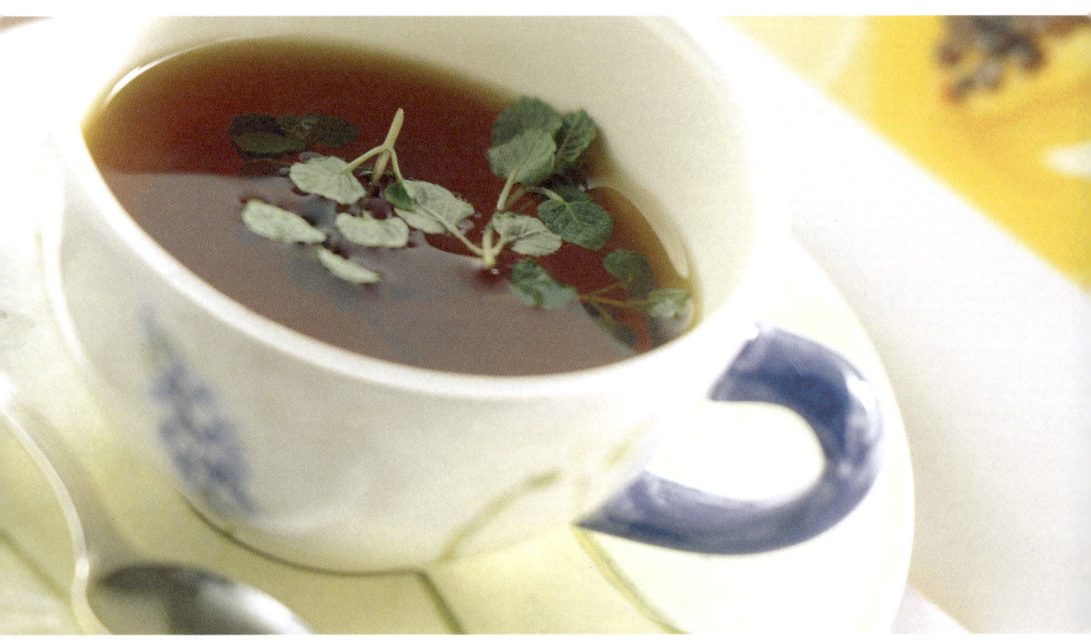

:: 평발

　평발과 같은 기형에 정형외과적인 방법으로 접근할 경우 잘못하면 위험한 결과를 초래할 수 있다.

　이때에도 건강한 식습관은 그 무엇보다 중요하다. 식물을 우려낸 물을 마시는 것이 좋다. 특히 백리향과 로즈메리, 아티초크(솜엉겅퀴), 민들레, 아스파라거스, 그리고 냉이 등이 간에 좋다.

매일 아침 장뇌유(녹나무를 증류할 때에 장뇌와 함께 얻는 정유. 노란색이나 갈색을 띠며 방부제·방취제·방충제 따위로 씀)와 간 마늘을 섞어(2:1) 발 전체에 마찰(가벼운 마사지)시켜 준다. 밤에는 2.5센티미터 두께의 찜질제를 발에 올려둔다. 점토는 약간 데우는 것이 좋다. 만약 데우지 않았다면 찜질을 하기 전에 방의 온도를 높인다. 점토를 데울 때는 난방기나 이중 냄비를 이용한다.

:: 골절

골절에는 석고 깁스보다 점토를 이용하는 것이 좋다. 점토는 치유력도 빠를 뿐만 아니라 석고 깁스로 인한 합병증의 우려도 없애준다. 석고는 수동적이어서 부러진 부위가 다시 접합되도록 고정시키기만 한다. 점토는 능동적인 치료제다. 활성화를 일으키는 방사능과 흡수력을 통해 골절의 회복에 효과적이다.

복합골절처럼 부위가 이탈한 경우에는 우선 부목으로 뼈를 고정시킨 후 전문가에게 연락한다. 만약 불가피하게 깁스를 해야 한다면 의사에게 점토 치료를 할 수 있는 약간의 '창(공간)'을 내달라고 청한다.

점토는 차갑거나 약간 미지근한 상태로 균일하게 약 2.5센티미터

Chapter 5

두께로 바른다. 상처가 있을 경우 매 2시간마다 찜질제를 갈고, 상처가 없다면 일주일에 2번 정도만 바꿔도 충분하다. 체모는 깎거나 피부 위에 무명천을 덧댄다(그러나 피부와 직접 닿는 것이 가장 좋다). 찜질을 새로 하기 전에는 맑은 물(비누나 알코올은 사용하지 않는다)로 피부를 씻는다.

:: 두통

두통은 종종 소화불량이나 장내 음식물 부패로 인해 발생한다. 붉은 포도즙이나 겨자 가루를 푼 물에 발을 담구고 뜨거운 족욕을 하면 통증이 현저히 가라앉는다. 약 1센티미터 두께의 점토로 이마에 한 시간에서 한 시간 반 정도 찜질한다. 두통이 지속된다면 2.5센티미터 정도 두께의 점토를 목덜미에 한 시간가량 찜질하되 이마와 목덜미를 교대로 반복해서 찜질한다. 식습관이 바뀌지 않는 이상 두통은 언제든지 재발할 수 있다. 두통이 너무 심할 때는 대개 관장을 통해 치료할 수 있다.

질병에 따른 점토의 치료 **107**

:: 출혈

출혈에는 차가운 것이 좋다. 차가운 점토 찜질을 하거나 출혈이 있는 부위에 간단히 차가운 붕대를 감고 있어도 효과가 있다.

자궁 출혈의 경우 아랫배에 매 2~3시간마다 점토를 새것으로 교체하면서 찜질을 몇 차례 진행한다. 코피를 멈추려면 목덜미에 찜질을 하면서 레몬즙으로 비공을 씻어준다.

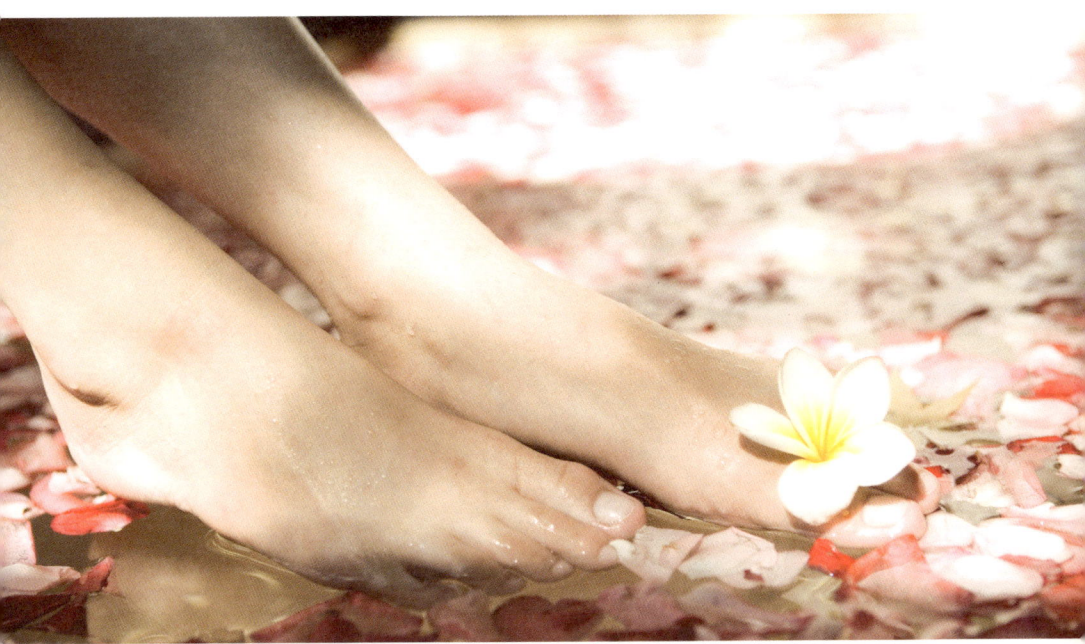

CHAPTER 5

눈에서 출혈이 있을 때는 눈에 점토 찜질을 한다. 점토를 약 1센터미터 정도의 두께로 준비하고 눈에 가제를 댄 채 피가 멈출 때까지 찜질을 계속한다.

출혈이 어디에서 발생하든 점토는 두껍고 상처 부위를 모두 덮을 만큼 큰 것으로 준비한다. 살균제로는 레몬즙이나 소금물(바다소금)을 이용한다.

:: 탈장

탈장 치료는 탈장이 진행된 기간에 따라 다르다. 첫 번째 준비물은 점토 찜질을 고정시켜 줄 붕대이다. 몇 달간 사용할 수 있을 만큼 단단하게 만든다.

점토를 약 1센티미터보다 두껍고 치료 부위보다 다소 크게 만들어 냉찜질한다. 환부에 2~4시간 동안 붕대로 고정시킨다. 4시간마다 교체하기 어렵다면 일단 점토를 제거하고 점토와 같은 부피의 순면 패드(미리 준비해둘 것)로 대체한다. 탈장이 완전히 회복되기 전까지는 반드시 지지대를 유지해야 한다.

아침과 저녁에 올리브 오일과 간 마늘을 섞어 치료 부위를 가볍게 마사지한다. 환자는 누워있어야 하므로 마사지는 다른 사람에게 부탁한다. 붕대를 풀고 있는 동안은 힘을 쓰거나 움직이지 말라. 탈장이 어느 정도 자리를 잡아가면 완전히 회복될 때까지 찜질과 패드 사용을 점차적으로 줄여간다.

:: 요통

요통을 앓는 사람은 움직이지 말고 누워있어야 한다. 상태가 회복되려면 손상된 인대를 치료해야 하는데 그러려면 시간이 걸린다. 점토 치료는 가능한 오래 하는 것이 좋다. 대부분 요통은 4번째와 5번째 요추 사이의 연골이 눌리거나 척추에 만성 류머티즘이 존재하여 발생한다.

점토 외에도 장뇌유와 마늘 간 것을 섞어(장뇌유는 참을 수 있는 한도 내에서 뜨거울수록 좋다) 환부에 마사지를 하는 것도 도움이 된다. 장뇌유와 마늘은 2대 1의 비율로 섞는다. 마사지는 한 번에 조금씩 기름이 피부에 모두 흡수될 때까지 한다. 필요하다면 오일을 데워가면서 몇 회 반복한다.

Chapter 5

∷ 임파관염

임파관 염증은 전반적으로 종기나 등창과 같은 방식으로 치료한다. 염증이 생긴 부위에 반복적으로 점토 찜질을 하고 각 찜질은 2~4시간 지속한다.

∷ 이하선염

침샘과 이하선의 염증은 정소와 난소, 유선, 췌장과 갑상선에까지 영향을 미칠 수 있다.

식단은 채식으로만 구성하고 식사는 소식한다. 매일 아침 빈속에 점토 용액을 마시고 샐비어나 로즈메리, 백리향 등을 차로 마신다. 어린아이가 열이 있을 때는 누워있어야 한다. 단 열의 정도에 따라 하루 2~4시간 정도 냉좌욕을 할 때는 일어나도 무방하다.

점토를 약 1센터미터 두께로 만들어 하루 3~4회에 걸쳐 침샘 및 이하선, 생식기에 번갈아 찜질한다. 각 찜질은 2시간 정도 지속한다. 뇌막염을 예방하려면 양배추 잎(3~4겹)을 안전모처럼 머리에 쓰고 붕대로 고정시킨다. 8시간이 경과하면 새것으로 바꾼다.

:: 생리 통증

생리혈의 양이 너무 많거나 너무 적을 때, 통증이 너무 심하거나 응혈, 점성, 얇은 막 등이 보일 때는 매일 잠자리에 들기 전에 아랫배에 점토 찜질을 시작하고, 너무 불편하지만 않다면 아침까지 계속한다. 월경을 시작하기 전 10일 정도만 찜질을 해도 충분하다. 찜질은 월경기간에 중단했다가 월경이 끝난 후 다시 시작한다.

월경 중 출혈이 나타나도 치료는 지속할 수 있다. 울혈상태를 막기 위해 찜질제는 약간 따뜻해야 한다. 덱스트레이트는 출혈에 가장 좋은 치료방법 중 하나가 찜질제 위에 신선한 담쟁이덩굴을 올려놓는 것이라고 했다. 낮에는 2~3시간에 한 번씩 찜질제를 갈아주고 밤에는 점토가 따뜻해질 때마다 갈아준다.

물론 식단도 건강하게 바꾸어야 한다. 여성 호르몬이 풍부한 금잔화나 금련화 등을 섭취한다. 이들을 우려내어 하루 2~3번 마신다. 샐

CHAPTER 5

비어로도 아주 좋은 효과를 낸다.

:: 건선

대부분의 사람들은 햇빛을 통해 어느 정도까지 건선을 치료할 수 있다. 그러나 어떤 사람들은 이렇게 해서 증상을 더 악화시킬 수도 있다. 일광욕이나 수영을 할 수 없는 사람들은 이런 방법으로 효과를 얻을 수 없다. 영구적으로 치료하기 위해서는 2~3년간 거르지 말고 주기적으로 치료를 받아야 한다. 한편 이들도 식습관에 대한 세심한 주의가 요망된다.

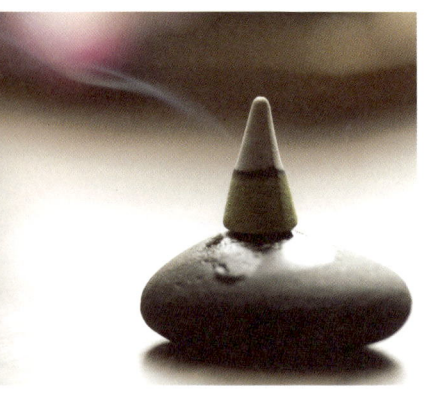

:: 대상포진

물집이 생기고 통증이 느껴지면 곧바로 점토 찜질을 한다.

초기에는 2~3시간마다 찜질을 새것으로 교체한다. 나중에 발진과 통증이 감소하면 찜질 횟수를 하루에(24시간 주기로) 한두 번 정도로 줄인다. 갑작스럽게 찜질을 중단하

질병에 따른 점토의 치료 **113**

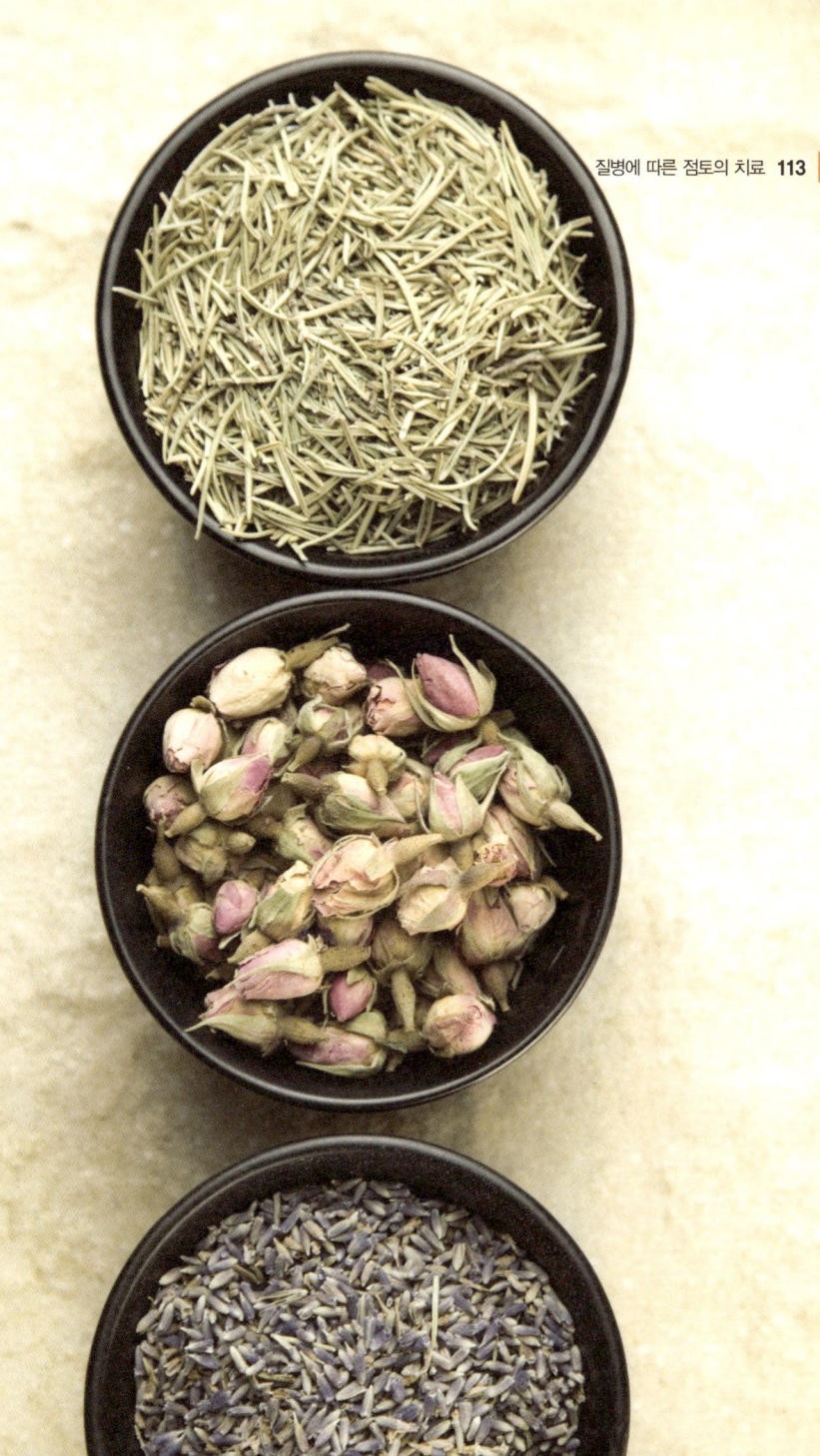

Chapter 5

지 말고 모든 현상이 확실히 사라질 때까지 몇 주간 지속한다.

:: 척추 질환

먼저 섭식을 바꿔야 한다. 많은 양의 채소를 섭취한다. 모든 종류의 골 조직 질환에는 공통적으로 이산화규소가 결핍되어 있다. 이산화규소는 대개 채소와 특히 곡류의 표피층에 많이 존재한다. 산성화 작용을 하는 음식은 어떤 종류든 뼈 조직을 약하게 만들기 때문에 피하는 것이 좋다. 여러 종류의 음식물을 섞으면 강력한 산화제가 된다. 그러나 레몬은 산성이라 하더라도 산성화 작용을 하지 않는다. 특히 적절한 양과 시간에 맞추어 섭취하면 더욱 그렇다. 또한 식사 중에 곡류나 빵, 전분과 함께 먹지 마라.

매일 척추를 모든 방향으로 움직일 수 있는 운동을 해야 한다. 걷기, 자전거 타기, 정원 가꾸기 등은 척추 강화에 도움이 되는 탁월한 운동이다. 이런 운동은 물론 가볍게 해야 하며 필요 이상으로 오래 해서도 안 된다.

척추에 경부선염과 탈회증을 앓고 있는 11세의 한 소년이 있었다. 이 소년은 비장과 신경절을 점토로 찜질하고 섭취하기도 했다. 먼저

한 신경절이 파열되더니 곧 다른 신경절도 파열되었다. 그리고 전체적으로 상태가 호전되었다. 10월 말쯤 시작된 치료는 이듬해 봄에 상당히 치유되었다.

대부분 매일 잠들기 전에 점토 찜질을 하는 것만으로도 충분하다. 두께는 약 2~2.5센티미터 정도로 하고 너비는 15~20센티미터로 만들어 밤새 찜질한다. 냉찜질이 가장 좋지만 차가운 것이 싫다면 점토를 데워서 약간 미지근하게 찜질해도 좋다. 만약 체내에 냉기가 느껴질 때는 곧바로 찜질을 중단한다.

점토는 말랑말랑하고 몸에 잘 붙게 준비한다. 농도는 짙게 하고, 너무 무르거나 되서는 안 된다. 서로 다른 두 곳에 찜질을 해야 할 경우(이중 척추 측만증이거나 척추 후만증이 척추 전만증과 함께 나타나는 경우) 하루씩 교대로 치료한다.

매일 밤 장뇌유와 간 마늘을 2대 1의 비율로 섞어 마사지를 해준다. 척추 아랫부분부터 위로 올라가고, 척추 중앙에서부터 시계방향으로 몇 센티미터 범위를 마사지한다. 10~15분간 지속한다. 마사지를 받을 때는 등을 약간 구부리고 속속들이 마사지를 받을 수 있도록 복부에 높은 베개를 받치면 도움이 된다. 마사지가 끝나면 남아있는

CHAPTER 5

오일을 모두 제거하고 점토 찜질을 한다.

:: 염좌

염좌를 치료하는 가장 간단하고 효과적인 방법은 우선 치료 부위에 20~30분간 차가운 물을 약하게 흐르게 하는 것이다. 그리고 나서 점토로 두꺼운 찜질제를 만들어 3~4시간 찜질한다. 잠들기 직전에 찜질을 시작해 아침까지 지속한다.

뜨거운 소금물로 목욕을 하는 것도 통증을 가라앉히는 데 도움이 된다. 첫날 후 매일 15~20분간 이런 방식으로 목욕한다. 2~3일간 점토 치료를 한 후 해당 부위에 올리브유와 마늘 간 것을 2대 1로 섞어 가볍게 마사지한다. 환부는 가능한 한 자주 차가운 물에 마찰시키는 것이 좋다.

:: 정맥류

다리나 혈관과 관련된 대부분의 질병은 순환기계의 기능 저하에서 오는 경우가 많다. 기름진 음식이나 너무 익힌 음식을 먹고, 과식을 하거나 한 번에 많은 음식을 섞어 먹어도 순환 기능이 나빠질 수 있다. 순환 기능을 정상적으로 회복하는 데에는 채식 위주의 식습관만한 것이 없다. 익히지 않은 채소와 혈류에 좋은 과일을 자주 먹는다. 특히 마늘이 좋은데, 마늘의 유황성분이 소화관에 영향을 미치기 때문이다. 소화과정에서 생성된 다른 요소들과 함께 내벽에 흡수된 유황성분과 가스는 곧바로 혈액에 흡수되어 혈액의 정화와 흐름을 돕는다. 게다가 이러한 성분들은 혈관벽을 청소하고 상처가 있는 부위의 세균을 제거한다.

혈액의 원활한 흐름과 정화를 위해서는 혈관을 청소하고 혈관의 유연성을 회복시키는 것이 무엇보다 중요하다. 또한 독소가 있는 음식은 피하고 너무 독한 음식, 특히 혈관 내벽에 '불순물'을 축적시키는 농축식품은 반드시 주의해서 섭취해야 한다.

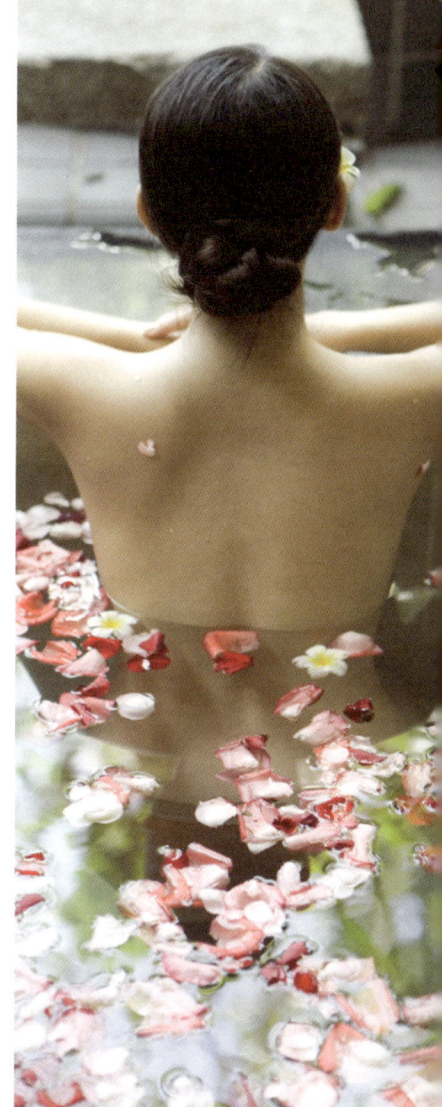

CHAPTER 5

통밀빵은 절제하여 먹고 호밀빵과 번갈아 섭취한다. 그러나 통밀빵이든 호밀빵이든 85~90퍼센트의 주성분은 정제한 밀가루로 하고 천연 발효제를 사용하는 것이 좋다. 치즈와 건과류, 말린 채소 등은 과감히 줄인다. 이들 대부분은 농축 식품으로 분류된다. 간과 순환기계에 좋은 허브 차를 마신다. 질경이, 여뀌, 하마멜리스, 서양톱풀(야로), 사이프러스 열매, 까막까치밥나무 잎 등이 좋다.

치료 초기에는 국부 찜질은 피하는 것이 좋다. 동시에 여러 부위를 찜질하는 것도 바람직하지 않다. 치료 시기가 너무 빠르면 환부가 부을 수도 있다. 점토 치료를 처음 시작할 때는 양배추 잎을 이용하고 나중에는 질경이 잎이나 둥글레 잎을 이용한다. 대정맥의 경우 참나무 껍질을 우린 용액(물 약 1리터에 참나무 껍질 100그램을 넣어 끓인 후 약한 불에 30분 정도 둔다)에 붕대를 적셔 감는다.

효과가 즉시 나타나면 점토 치료를 시작한다. 별로 어렵지 않다. 단순히 점토를 바르면 된다. 즉 다리에 차가운 점토 반죽을 넓고 균일한 층으로 펴 바른다.

1시간이나 1시간 반 정도 후 점토가 마르면 다리를 씻어내고 다시 점토를 바른다. 점토가 너무 뜨겁거나 두꺼우면 안 된다. 그러면 상당한 양의 유독 성분이 환부를 향해 몰려들 수 있다. 찜질제는 되도록 가볍게 만들어 가능한 자주 반복할수록 좋은 결과를 얻을 수 있다. 밤에는 질경이나 상록활엽수 껍질을 우려낸 물에 다리를 적시거나 얇은 점토를 입힌 붕대를 감고 신선한 질경이 잎 혹은 둥글레 잎을 붕대 위에 올려둔다.

매일 잠들기 전이나 일어난 직후 냉수 좌욕을 하면 순환기를 활성화시킬 수 있다. 편안하게 좌욕을 할 수 있을 만큼 커다란 물통을 사용한다. 욕조도 괜찮지만 발이 젖는 것은 좋지 않으므로 발을 올려둘 만한 것이 있어야 한다. 처음부터 냉수욕을 하기 힘들다면 약 5센티미터 깊이에서 미지근한 물로 시작한다. 물의 온도는 약 18도가 될 때까지 매일매일 1~2도씩 낮춘다. 동시에 물의 양도 점차 늘려 구부려 앉은 자세에서 사타구니 높이까지 오도록 한다. 몸이 차가워지면 안 되기 때문에 방 온도는 충분히 따뜻하게 유지한다. 정기적으로 냉수 좌욕을 하는 것도 치료과정에 매우 큰 도움이 된다.

:: **부상과 절상**

최근에 입은 상처는 환부에 점토 파우더를 바르고, 차갑고 커다란

CHAPTER 5

 찜질제를 올린 뒤 붕대로 고정시켜 준다. 길게는 2시간 정도 찜질을 한 후 소금물이나 레몬수로 환부를 씻고 점토 물에 적신 붕대를 감는다.

 상처 부위에 이물질이 들어가는 것이 걱정된다면 우려가 말끔히 가실 때까지 점토 찜질을 계속한다. 이물질은 대개 모두 점토에 흡수되지만 나중에 다시 환부를 침범하기도 한다. 외과적으로도 제거하기 힘든 이물질이 점토에 흡수된 사례는 많다.

 상처의 상태 여하에 따라 치료 효과를 앞당기기 위해 환부를 공기 중에 노출시켜도 좋다. 때에 따라 마찰이나 다른 접촉을 피하기 위해 마른 붕대로 감을 필요도 있다. 마른 붕대가 피부에 달라붙어 떼기 힘든 경우가 있는데, 이를 방지하기 위해서 양파를 이용한다. 우선 양파 껍질을 벗겨 한 겹을 떼낸 다음 바깥쪽의 얇은 막을 조심스럽게 벗긴다. 벗겨낸 박피를 상처에 직접 얹으면 보호와 소독의 효과를 얻을 수 있다. 그 위에 붕대를 감는다. 이 방법은 일반적으로 궤양이나 다른 상처들에도 매우 유용하게 활용할 수 있다.

점토 치료의 사례들

:: **위궤양**

한 저명인사가 20년도 넘게 위궤양을 앓고 있었다. 그는 병원을 들락날락거렸고 1년 전 다시 병원에 입원했다. 의사는 상당한 출혈로 인해 수술이 불가피하다고 생각했다. 입원실에서 진료 결과를 기다리고 있던 그 사람은 갑자기 점토가 그의 병을 치료해줄 수 있다고 말한 친구가 생각났다. 그는 즉시 아내에게 뉴욕에 가서 친구가 갖고 있는 점토를 얻어와 달라고 부탁했다. 그의 아내는 점토를 몰래 병원으로 가지고 들어가 남편에게 건넸다. 그리고 그는 점토를 세 번 복용한 후 상태가 호전됨을 느꼈고, 이틀 후에는 퇴원하여 바로 다음날 다시 출근했다.

또 어떤 사람은 10년 동안 궤양을 앓고 있었는데, 치약과 같은 반죽형태의 점토를 먹고 나서 이틀 후 통증이 사라졌다. 그러나 통증이

CHAPTER 5

다시 생기지 않도록 2주간 계속해서 점토를 복용했다. 그 후 그는 나쁜 식습관이나 사회생활에서 오는 스트레스 때문에 궤양이 재발할 때마다 점토를 먹고 식이요법을 한다.

:: 심한 여드름

30세 중반의 한 신사는 15년간 여드름에 시달렸다. 이 성가신 질환은 너무 심각해서 마치 종기처럼 보였다. 게다가 이마 끝까지 얼굴 전체를 뒤덮었다. 그 모습이 너무 흉해 직장을 잃은 것은 물론이고 집 밖으로 나가기조차 부끄러워했다.

그는 밤마다 점토를 얼굴에 도포하고 복용하기 시작했다. 물론 식단도 바꾸었다. 그러자 여드름이 몰라보게 빨리 치료되었다. 한 달 후 그의 얼굴은 말끔해졌다. 이제 그의 얼굴만 봐도 그가 건강식을 하는지 아닌지 알 수 있을 정도이다. 이제 그는 치료법을 알고 있기 때문에 잘못된 음식 섭취로 인해 여드름이 재발한다 해도 다시 치료하는 데 1~2주도 채 걸리지 않는다.

:: 디스크 헤르니아(추간판 탈출)

J씨는 좌골신경통으로 인한 통증이 너무 심해 일어나기도 힘들 정도였다. 그는 침술사와 접골사를 찾아가 진찰을 받았다. 그들은 모두 수술이 필요하다고 말했다.

그는 점토를 써보기로 결심하고 낮에 두 번, 밤에 한 번 찜질을 했다. 차가운 좌욕을 병행하며 레몬, 점토와 함께 석회질 형성을 돕는 탕약을 먹었다. 치료는 두 달 동안 계속되었다. 석 달째까지 상태가 꾸준히 호전되더니 이후로는 정상으로 돌아왔다. 그렇지만 그는 확실히 하기 위해 치료를 게을리 하지 않고 계속하고 있다.

:: 복부 이중 탈장

30대의 한 남성이 한 번은 8년, 또 한 번은 2년간 계속해서 이중 탈장으로 고생하고 있었다. 그는 점토로 복부 찜질을 한 채 잠자리에 들어야 한다는 말을 들었다. 그리고 아침에 찜질이 끝나면 다시 낮 시간 내내 점토 찜질을 했다. 그렇게 6주에서 8주가 지나자 8년간 계속된 탈장은 완전히 치료되었고, 2년간 진행되던 증상도 치료되기 시작했다.

Chapter 5

:: 귀 감염

3살 난 남자아이가 귀에 병균이 감염되어 무척 아파하자 의사는 아이의 부모에게 항생제를 투여하지 않으면 아이가 합병증으로 고생할 것이라고 말했다. 그러나 아이의 아버지는 항생제 투여를 거부했다. 그는 점토에 대해 잘 아는 친구에게 연락했다. 그 친구는 하루에 두세 번 귓등에 점토 찜질을 하라고 조언했다. 이틀이 지나자 통증이 사라졌다. 그러나 귀의 병균을 확실히 치료하기 위해 하루 이틀 더 찜질을 계속했다.

:: 눈 부상

사고로 갑자기 날아든 맥주병에 눈을 얻어맞은 환자가 있었다. 각막이 떨어져 나가면서 홍채가 돌출했고, 부서진 안경의 작은 파편들이 부상을 더욱 심각한 상태로 만들었다. 그는 매시간 새로 준비한 점토 찜질제로 치료를 했다. 하루가 지나자 피범벅이었던 눈의 외관이 나아졌다. 3주 후에는 각막이 다시 생성되었고 3달 후 시력이 회복되었다. 외과 수술은 전혀 필요치 않았다.

:: 위 수술 후의 위궤양

1938년 한 목사가 유문궤양(위와 십이지장의 경계에 생긴 궤양)과 복막염의 합병증으로 위를 절개하는 수술을 받았다. 2년 후 재발한 궤양은 출혈과 함께 커다란 통증을 동반했고 재수술을 하지 않으면 안 되는 상황이었다. 통증과 출혈은 1952년 11월 말경 다시 찾아왔다. 식욕이 감소하고 체력도 저하되었으며, 숙면을 취하기도 어려울 정도로 통증은 점점 더 심해졌다. 그는 또다시 세 번째 수술을 눈앞에 두고 있었다.

이즈음 이 환자는 덱스트레이트의 프랑스판 연구논문 원본을 접하고 점토 치료법에 대해 알게 되었다. 그는 자포자기한 심정으로 점토 치료를 한번 시도해보기로 결심했다. 그리하여 1953년 9월 말 점토 치료가 시작되었다. 1954년 1월 말경 증세가 호전되는 것이 느껴졌고, 2월이 끝날 무렵에는 통증이 사라지며 궤양이 치료되었다. 치료 결과는 완전하고도 확실했다.

:: 정맥류성 궤양

72세의 한 노인이 다리에 정맥류성 궤양을 심하게 앓고 있었다. 점

Chapter 5

토에 대한 믿음이 없었던 그녀는 고심 끝에 결국 점토 찜질을 받기로 결심했다. 궤양은 완치되고 다리는 정상적인 모습으로 돌아왔다. 아무런 확신도 없이 단지 마지막 수단으로 점토 치료에 의지했던 이 노인에겐 정말 깜짝 놀랄 일이었다.

:: 척추탈골

한 환자는 점토를 이용해 경부의 척추탈골을 바로잡는 데 성공했다. 이제 그녀는 목을 오른쪽 왼쪽으로 자유자재로 돌릴 수 있기 때문에 정기적인 통원 치료가 더 이상 필요 없게 되었다.

:: 둔부 류머티즘

점토 덕분에 엉덩이 수술을 받지 않아도 되었던 한 환자의 사례는 이미 류머티즘 학자들에 의해 연구된 바 있다. 37세에 처음으로 류머티즘을 앓게 된 그는 의사들조차도 그토록 젊은 나이에 어떻게 류머티즘을 앓을 수 있는지 이해하지 못했고, 아무런 처방도 제시하지 못했다. 그가 할 수 있는 일이라고는 병이 진전되어 수술을 할 수 있는 단계까지 진행되도록 기다리는 것뿐이었다. 그즈음 그는 점토와 다른 천연요법들에 대한 이야기를 들었다. 그리하여 그는 매일 밤 점토 찜질을 하기 시작했다. 30개월이 지난 후 이미 통증은 사라진지 오래 지만 그는 병원을 찾아 엑스레이를 찍었다. 결과는 기대 이상이었다. 의사들은 병이 치유되었다는 사실을 받아들이지 못했고 오히려 엑스레이의 성능을 의심할 정도였다. 그리고 자신들이 행한 진료 내용이 모두 잘못된 것이 아닌지 다시금 살펴보게 되었다.

:: 백내장

82세의 한 노부인이 백내장 수술을 앞두고 모든 것을 체념하고 있었다. 그러다가 마지막으로 점토 찜질을 시도해보자는 의사의 말에 그녀는 동의했다. 백내장이 그녀를 괴롭힌 지 1년이 지났다. 점토 찜질로 인해 노부인의 백내장 증세가 호전되는 과정은 그녀뿐 아니라 그녀의 주치의도 함께 지켜보았다.

:: 모반

환자의 얼굴에 있던 모반이 점점 커졌다. 그래서 몇 달간 반점 위에 점토를 올려두었다. 불규칙적으로 치료가 행해졌음에도 불구하

Chapter 5

고 모반은 점과 같은 연갈색의 흔적만 남기고 거의 사라졌다.

:: 편도염

환자에게 고열과 함께 편도염이 발생했다. 연락을 받은 의사는 심각한 염증을 우려하며 항생제를 처방했다. 그러나 이 환자는 항생제를 사용하는 대신 이미 시작했던 점토 찜질을 계속했다. 사흘째가 되던 날 열이 가라앉기 시작하더니 5일째에는 정상으로 돌아왔다. 정확히 말해 점토 물을 복용하고 한동안 간 부위를 찜질했던 것이 그의 치료방법이다.

:: 쇄골탈골

어떤 소년이 자전거를 타다 넘어져 쇄골이 탈골되었다. 소년의 어머니는 석 달간 매일 점토를 이용하여 밤새도록 찜질을 했다. 그러자 쇄골이 차츰 본래 위치로 되돌아갔다. 후일 소년의 어머니는 이렇게 말했다.

"처음에는 저 역시 회의적이었습니다. 탈골된 뼈를 제자리로 돌리다니!"

:: 아메바성 이질

한 영양학자가 쓴《린다 클라크의 최고의 건강법》이라는 책에 '점토를 먹어본 적이 있나요?'라는 단원에는 다음과 같은 이야기를 소개하고 있다.

"내 친구 한 명은 어린 시절 유럽에 살 때 아메바성 이질을 앓았다. 어떤 방법을 써 봐도 별다른 효과가 없자 의사들은 결국 친구에게 아무 것도 먹지 말고 매시간 규칙적으로 차를 한 스푼씩 먹으라고 말했다. 5살짜리 어린아이에게 이것은 너무 가혹한 처사였지만, 의사들의 말에 따르면 이는 아메바를 '굶겨 죽이는' 방법이라고 했다. 그러나 아메바뿐 아니라 아이까지 굶어 죽겠다고 생각한 어머니는 주치의들을 해고하고 직접 치료법을 찾아 나섰다. 어머니는 아이에게 물에 적신 점토를 수저로 떠먹였고 얼마 가지 않아 증상은 완전히 사라졌다."

:: 단핵증(단핵세포증가증)

20대 후반의 한 젊은 남성은 자신이 단핵증에 걸렸으며, 치료를 받으려면 1년여 안에 장기간의 휴식을 취해야 한다는 진단을 받았다.

Chapter 5

그는 액상의 점토를 마셨고, 채 일주일도 되지 않아 병이 호전되는 것을 느꼈다. 점토를 오랜 기간 사용했던 사람들도 그의 사례를 듣고는 대부분 놀랍다는 반응을 보였다.

:: 섬유종

지인 중 한 명은 6개월간 출혈을 반복하다 오렌지 한 개 크기만 한 섬유종을 제거하는 수술을 받게 되었다. 수술하기 약 3주 전 그녀는 하복부에 점토 찜질을 시작했다. 수술은 취소되었고 자궁 내 종양은 가라앉아 정상적인 경로로 배출되었다.

:: 화상

한 여성이 심한 화상을 입었다. 점토 치료가 8일간 계속되었다. 낮에 두 번, 밤에 한 번 하루에 총 세 번의 점토 찜질을 실시했다. 화상 자국이 상당히 흉했음에도 불구하고 지금은 약간의 흔적만 남아있다.

:: 다리 부상

다음은 한 기자가 쓴 글의 내용이다.

"6개월 전, 친구 한 명이 자전거에서 떨어져 다리 앞쪽에 심각한 부상을 입었다. 나는 즉시 점토 찜질을 해보라고 권했지만 그의 반응은 시큰둥했다. 5개월 후 그가 다시 나를 찾아왔을 때 다리의 상태는 매우 좋지 않았다. 그는 포마드 기름과 세정법을 이용한 일반적인 치료법을 그대로 따르고 있었다. 결국 나는 다시 한 번 친구에게 충고했다. 이번에는 그도 어쩔 수 없어 보였다. 나는 상처에 점토 찜질을 해주었다. 결과는 더할 나위 없이 좋았다. 한 달 반 후 모든 상처가 치료되었다. 푸르스름한 자국이 남긴 했지만 더 이상 통증은 없다."

:: **유방암**

유두암을 앓고 있는 한 환자가 수술로 유두를 제거했다. 이 수술 후 방사능 치료와 라듐 치료를 받았지만 다른 쪽 유두에 다시 작은 혹이 나타났다(이는 일반적인 현상으로 암의 성장을 제거하는 것은 암을 치료하는 것과 전혀 별개의 문제이다). 그녀가 받기로 한 수술은 수명을 단축시킬 수도 있었다.

결국 이 환자는 천연요법 쪽으로 치료 방향을 돌려 식단을 고치고, 간에 좋은 차를 마셨다. 그리고 혹과 신경절에 점토 찜질을 했다. 그

CHAPTER 5

녀의 상태는 차츰 호전되었다. 불행히도 그 후 그녀는 교통사고로 인한 척추골절 때문에 깁스를 해야만 했다. 의사는 골절 부위의 점토 치료를 위해 깁스에 창을 내는 데 동의했다. 점토 찜질을 한 후 10년도 더 흐른 지금 그녀의 건강상태는 남들이 부러워할 정도이다.

:: 귀 암

이미 수술을 받은 적이 있는 78세의 한 환자에게 귀 암이 재발했다. 의사는 병의 재발을 '돌이킬 수 없는 마지막 순간'에 대한 전조라고 여겼다. 모든 내과적, 외과적 치료는 실패를 염두에 두고 있었다. 그리하여 마지막 방법으로 이 환자는 점토 치료를 해보기로 했다.

실제로 종양에 반복적으로 점토 치료를 한 결과 고름과 검은 피가 없어졌다. 점토 치료를 받은 지 8개월 후 조직들이 다시 살아났고 종양은 거의 완전히 사라졌다. 그가 죽음을 선고받은 날로부터 2년이 지난 현재 질병이 급속도로 좋아지면서 이 환자는 여전히 건강한 삶을 누리고 있다.

:: 절상

한 여성이 부엌에서 전기제품에 오른쪽 엄지손가락을 깊이 베었다. 곧 점토 찜질에 들어갔다. 많은 피가 흘렀지만 점토 치료 한 번에 피는 곧 멈추었다. 처음에는 점토가 마르면 즉시 새로운 점토로 바꾸어 치료했다. 8일 후 새 살이 돋아나 손가락은 본래의 상태로 돌아왔다.

:: 손가락 분쇄골절

어느 날 밤 한 친구가 문에 찧어 손가락이 뭉개졌다. 안타깝게도 그는 다음 날 아침이 되어서야 점토 치료에 대한 방법을 떠올렸다. 48시간이 지나자 통증은 가라앉았다. 통증이 다시 밀려올 때마다 점토가 그 통증을 달래주었다.

며칠 후 검게 부풀어 오른 그녀의 손가락을 보고 간호사인 딸이 항생제 치료를 받아보라고 권했다. 그러나 그녀는 점토 치료를 계속하기로 마음먹었다. 비록 손톱이 빠졌지만 손가락은 곧 평소대로 회복되었고 손톱도 다시 자라났다.

CHAPTER 5

:: 잘린 손가락

　17살의 한 소년은 낫을 다루다 왼쪽 집게손가락을 베었다. 상처는 너무 깊었고 손가락은 마디 주변의 약간의 살점만으로 간신히 붙어 있었다. 20분 후 소독약도 없이 점토 찜질을 시작한 소년은 자주 새 점토로 갈아가면서 이틀간 밤낮으로 찜질을 했다. 찜질제 사이에는 천연 살균제인 양파 박피(양파 층 사이에 있는 투명한 막질)를 두르고 마른 붕대를 감았다. 그리고 가끔 통풍을 시켜 주었다. 그러자 살에 딱딱한 딱지가 앉았다. 상처는 2주도 되지 않아 말끔히 치료되었고 이제 흔적조차 남지 않았다.

임신 및 수술과 점토

:: 임신

점토는 천연 식이요법과 병행할 경우 태아의 형성과 출산 준비에 매우 높은 효과를 발휘한다.

1~2주간 매일 한 티스푼씩 정기적으로 점토를 섭취한다. 태아가 자리를 잘못 잡았을 경우 망설이지 말고 복부에 점토 찜질을 한다. 신중을 기하기 위하여 임신 막달에는 가급적 계획을 세워 찜질한다. 통증이 있을 때는 허리 부위를 미지근한 점토로 찜질한다.

출산 직후 복부에 냉찜질을 하면 일련의 문제들(특히 병균 감염에 대한 위험)을 모두 예

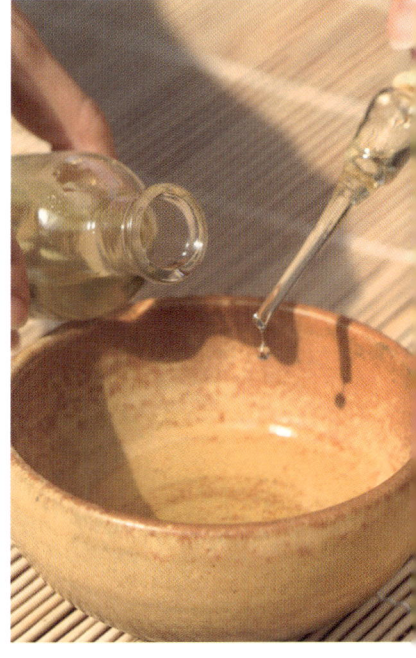

CHAPTER 5

방할 수 있고, 출산 후 배출된 물질들을 처리하는 데도 효과가 월등하다. 마지막으로 점토를 마시면 수유에도 도움이 된다.

:: 수술 후 합병증

점토 치료는 접합 부위의 재결합과 치유, 그리고 수술 후 나타날 수 있는 기타 합병증에 최상의 효과를 가져다줄 수 있다. 점토 치료는 수술 직후 바로 시작할 필요는 없고 한두 달 후에 시작하는 것이 좋다.

찜질제(약 0.5~1센티미터)는 매우 얇은 것으로 사용하고 최소 2시간 정도 찜질한다. 그러다가 점차적으로 2센티미터까지 두께를 늘린다. 찜질을 하는데 힘들지 않고 찜질제를 제자리에 잘 고정할 수 있다면 또는 점토가 마르거나 차가워지지 않으면 밤새도록 찜질을 한다. 처음에는 차가운 점토로 시작한다. 하지만 치료 후 체온이 빨리 회복되지 않으면 점토를 따뜻하게 데워서 찜질한다.

맨 처음 점토를 사용할 때는 어떤 상황이 발생할지 아무도 예측할 수 없다. 그러나 어떠한 경우에서든 치료가 완전히 끝나지 않은 상태에서도 상당한 호전 증세를 보인다. 점토에는 특별히 위험한 요소가 없기 때문에 치료기간이 다소 늘어난다 하더라도 염려할 필요가 없다. 치료 초기에 혹시 눈에 띄는 역반응이 있을 수도 있다. 그러나 그것은 어떤 위험을 의미하는 것이 아니다. 그 반대로 점토가 효과와 효능을 제대로 발휘하고 있다는 신호이다.

점토를 사용하는데 있어 꼭 명심해야 할 것이 있다. 그것은 바로 인체의 독소를 대량 감소시키는 것이다. 그러기 위해서는 치료 전에 반드시 완화제 차를 마시거나 과일, 레몬 치료를 받는다. 또는 채식 위주의 식단을 구성하거나 점토를 경구 복용한다. 이렇게 준비과정을 거친 지 열흘 후에야 비로소 점토 치료를 받을 수 있다.

CHAPTER 6

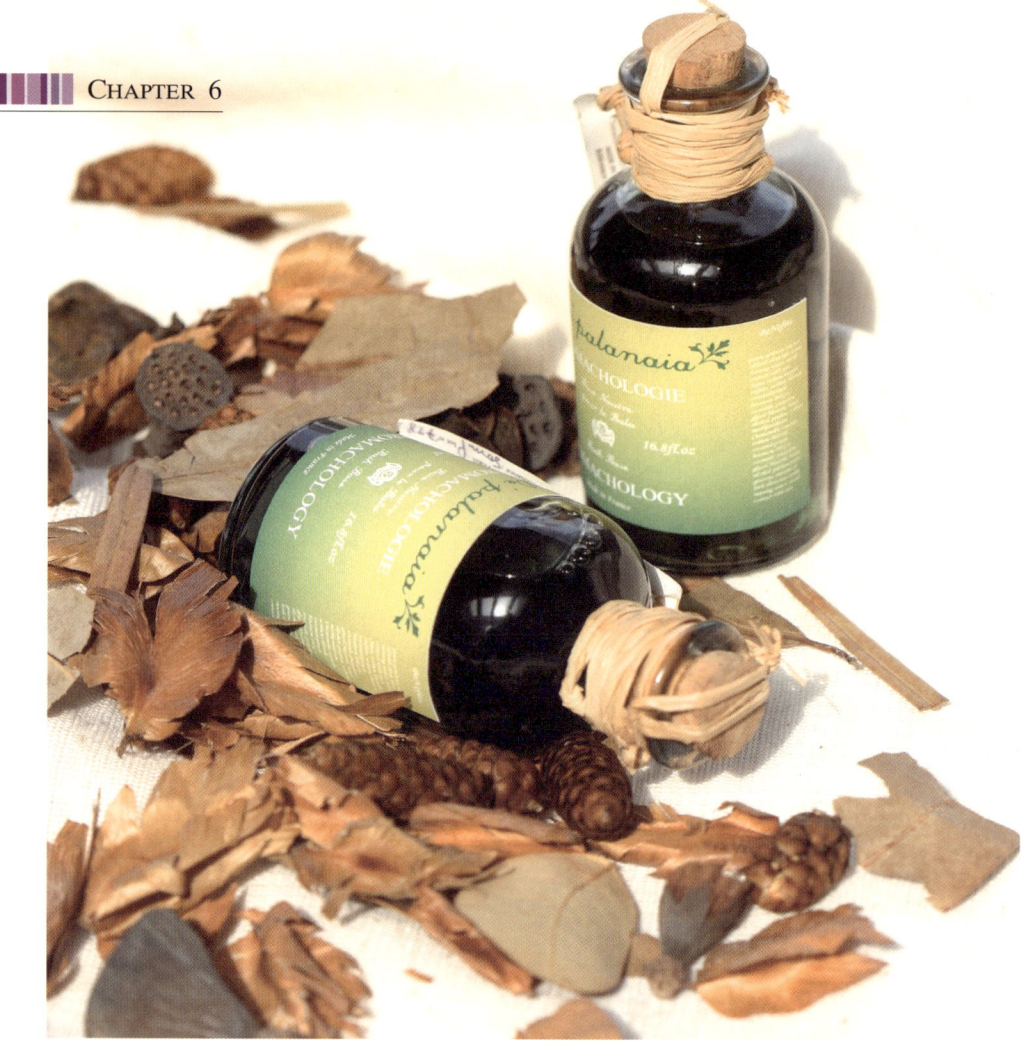

6. 점토의 또 다른 용도

동물들은 본능적으로 질병에 걸리거나 다쳤을 때 점토로 치료하는 방법을 아는 것 같다.
야생동물들은 주저 없이 진흙 속에 상처 입은 부위를 묻는다. 애완동물 역시 점토를 이용한다.

동물도 아프면 점토를 이용한다

자연환경을 주위 깊게 살펴보면 동물들도 스스로를 치료하기 위해 본능적으로 흙을 사용한다는 사실을 목격할 수 있다. 실제로 점토의 효용성을 발견하는 데 동물들의 덕이 컸다. 시베리아 숲에 있는 우수리라는 바다 휴양지에서 멧돼지나 노루, 붉은 사슴 등이 부상을 당했을 때 뿌려둔 진흙 위에서 뒹구는 모습을 관찰하고 점토의 치료 성질을 발견하기도 했다.

프랑스 육군은 최근 동물 치료의 목적으로 점토를 사용했다. 말의 발톱에 괴저가 생기면 마구간의 바닥을 파고 물을 뿌려 말이 진흙 위에서 발길질을 할 수 있도록 하였다. 동물들은 본능적으로 질병을 치료하기 위해 점토 진흙을 찾는다. 아마도 본능적으로 다치거나 병에 걸렸을 때 점토를 유용하게 이용하는 법을 아는 것 같다. 야생동물들은 주저 없이 진흙 속에 상처 입은 부위를 묻는다. 애완동물 역

CHAPTER 6

시 점토를 이용한다. 종기가 생기거나 상처 입은 혹은 병이 난 고양이가 있다면 점토로 된 우리(천으로 덮은 커다란 점토 상자)로 가서 누울 것이다.

가축이나 농장에서 사육하는 동물들도 점토로 치료할 수 있다. 치료방법은 인간에게 행하는 것과 동일하다. 치료 받지 않으려는 동물을 유순해지도록 잘 다뤄야 한다는 점이 어렵다면 어려운 문제이다. 농장 동물들을 잘 다루면 준비된 진흙 구덩이에 스스로 들어가 치료를 받게 할 수 있다. 구제역(아파타성 열병)에 걸린 소는 발과 굽, 그리고 입 안에 점토를 발라 치료를 하기도 했다. 몇몇 나라에서는 심각한 질병에 걸린 동물에게 점토와 식초를 섞어 몸 전체에 발라 병을 고친다. 식초 대신 진한 소금물(바다 소금)을 사용해도 좋을 결과를 얻을 수 있다.

점토를 먹을 때도 이와 같은 효과를 얻을 수 있다. 점토를 마실 물(끓이지 않은 물 1쿼트(0.95리터) 당 점토 4큰 술)에 넣거나 심지어 음식에 넣기도 한다. 털을 이용할 수도 있는데, 특히 고양이는 계속 자신의 털을 핥기 때문에 점토를 털에 묻히면 쉽게 먹일 수 있다.

점토는 자연에서 얻을 수 있는 천연 비료

점토는 모든 화학 비료를 대체할 수 있고 팩이나 도료, 접합제, 분말 등의 형태로 사용할 수 있다. 상해를 입은 나무에 점토는 최상의 팩이다. 점토가 말라도 떨어지지 않을 만큼 두껍게 바른다. 한 번 점토를 바르고 난 후에는 다시 바를 수 없다.

식물을 옮겨 심거나 이식할 경우, 작은 식물은 점토 물에 뿌리를 담그고 나무나 관목, 기타 커다란 식물은 뿌리에 점토를 바른다. 한 번 사용할 분량으로는 카밀레 즙(물 1쿼트(0.95리터) 당 카밀레 꽃 1온스(28.35그램)로 만듦)으로 가득 채운 커피 잔에 진흙 5쿼트(건량 단위로 5.5리터)를 더하면 적당하다. 산성화된 땅(데이지나 이끼, 미나리아재비 등이 존재하면 산성이다)에는 점토를 뿌려 토질의 균형을 맞춘다. 부서지기 쉬운 흙(모래 성질이 강할 경우)에는 점토를 찜질제처럼 준비하여 말린 다음 가루를 내어 땅 위에 뿌린다.

CHAPTER 6

점토는 훌륭한 자연친화 산업 역군

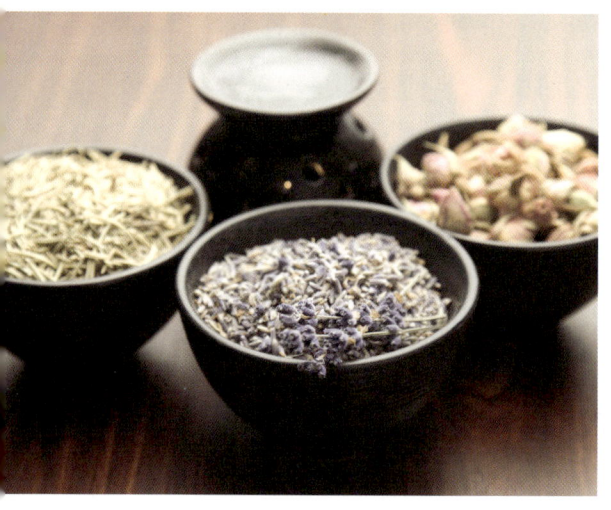

점토는 산업적으로도 매우 쓸모가 있다. 물리학 박사인 M.C. 알렉사니안은 수 세기 전 이미 중국인들은 특정 종류의 점토를 이용해 기름때를 표백했다고 말한다. 그에 따르면 이집트인들과 그리스인, 로마인들도 점토의 이러한 세척 기능과 표백 작용에 대해 이미 잘 알고 있었다고 한다. 폼페이 '세탁소'의 프레스코 벽화를 보면, 로마의 마전장이(무명이나 비단 따위의 피륙을 삶거나 빨아 볕에 바래는 일을 하는 사람)들이 점토 물에 천을 담궈 발로 밟고 있는 모습을 볼 수 있다.

　오늘날에도 점토는 오일 표백에 이용된다. 미국에서만도 연간 30만 톤의 '백토'가 사용되는데, 이 중 18만 톤은 기름과 관련된 생산품의 처리를 위해 이용된다. 북아프리카에서는 10만 톤 이상의 벤토나이트가 채굴되고 있으며 대부분 석유산업에 이용된다. 천연 규산염인 이곳의 점토는 유기물질들의 일련의 변화를 촉진하면서(이 흙은 화학물질의 작용에 대해 두드러진 저항력을 보인다) 석유를 발굴하는 촉매제로 이용된다. 점토 덕분에 '접촉 분해'를 통해 가스 오일이 액체의 연소 요소로 변형되고, 다시 중합 가능한 가스가 되어 합성고무나 기타 제품들을 제조하는 데 사용된다. 백토는 특정 합성고무나 열가소성 물질(비닐수지와 같은), 내산성 페인트, 그리고 탄산수소 비누 등을 만들기 위한 천연 고무 제조과정에서 강화 성분으로 이용된다.

www.scent-by-nature.co.uk
- French Green Clay(프랑스산 녹색 점토)에 대해 책에 소개된 내용들과 관련 있는 사이트로 점토에 대한 정보와 제품을 구입할 수 있는 사이트이다.

★ 점토 구매처

- 다음의 사이트들은 천연미용제품으로만 점토를 구입할 수 있는 곳입니다. 단지 화장품이나 비누 등 미용 재료로만 사용해야 하며, 식품 재료는 아님을 알려드립니다.

★ 외국 사이트

www.botanical.com
www.mountainroseherbs.com
www.newdirectionsaromatics.com
www.mothernature.com

★ 우리나라 사이트

자연미인닷컴 www.jayonmiin.com
미인닷컴 www.miyin.com
천연화장품재료 쇼핑몰 http://miinsoap.com
천연화장품재료 다인숍 www.dainsoap.co.kr